L'ACIDE CARBONIQUE SOLIDE

en thérapeutique dermatologique

par

le Dr F. GALLET

ANCIEN EXTERNE DES HOPITAUX

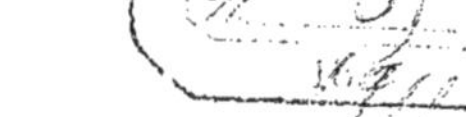

PARIS

HENRY PAULIN & Cie, ÉDITEURS

21, RUE HAUTEFEUILLE

1911

L'ACIDE CARBONIQUE SOLIDE

en thérapeutique dermatologique

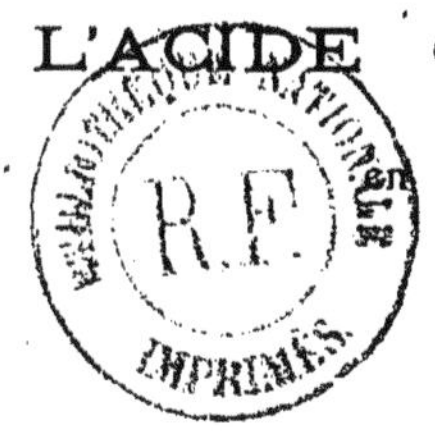

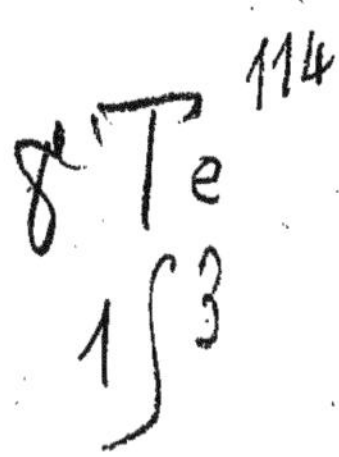

L'ACIDE CARBONIQUE SOLIDE

en thérapeutique dermatologique

par

le Dr F. GALLET

ANCIEN EXTERNE DES HOPITAUX

PARIS

HENRY PAULIN & Cie, ÉDITEURS

21, RUE HAUTEFEUILLE

—

1911

A MES PARENTS

A MES MAITRES

A MES AMIS

A MONSIEUR LE DOCTEUR HUDELO

Médecin des Hôpitaux

A MONSIEUR LE DOCTEUR DARBOIS

Chef du laboratoire d'électricité
à l'hôpital Broca

A MONSIEUR LE DOCTEUR DU CASTEL

Chef de laboratoire
à l'hôpital Broca

A MONSIEUR LE DOCTEUR BOBEAU

Préparateur d'Histologie
à la Faculté de Médecine

CHAPITRE I

HISTORIQUE

C'est probablement au professeur Kaposi qu'on doit les premiers essais de réfrigération en dermatologie. Voici en effet comment il s'exprime à propos du traitement du lupus erythémateux :

« *Quand il survient une poussée aiguë avec symptômes d'inflammation, de gonflement douloureux, de formation de nodosités dans la profondeur, j'ai obtenu souvent une régression spontanée de la plupart des taches par l'application de vessies remplies de glace. On pourrait recommander dans le même but les douches froides et les bains froids.* » (Traité des maladies de la peau; édit. franç. 1881).

H. von Hebra a recommandé d'appliquer plusieurs fois par jour sur les taches de lupus erythémateux de l'alcool pur ou un mélange d'alcool et d'éther dont l'évaporation produirait un froid contractant les vaisseaux qui serait très utile. Enfin Gerhardt et Hanssen ont employé la vessie de glace dans certains cas de lupus vulgaire avec succès (1885 et 1889).

Le froid a été employé d'une manière toute différente par certains dermatologistes qui ont recours non plus à la réfrigération plus ou moins prolongée, mais à la congélation pratiquée pendant un court espace de temps. Ils provoquent ainsi des gelures plus ou moins intenses qui peuvent modifier ou détruire certaines lésions cutanées. La méthode que nous nous proposons d'étudier rentre dans cette dernière catégorie. Les sources de froid utilisées dans cette méthode sont au nombre de trois principales : *le chlorure d'éthyle* (parfois un mélange de *chlorure d'éthyle* et de *méthyle*), l'*air liquide* et enfin l'*acide carbonique solide*.

Nous allons passer en revue les résultats obtenus :

CHLORURE D'ETHYLE

Les pulvérisations de chlorure d'éthyle provoquent facilement la congélation des téguments, le froid produit atteint — 35°. On utilise souvent ce procédé pour obtenir une anesthésie locale permettant une petite intervention chirurgicale. Les tissus supportent très bien une congélation passagère et on observe une restitution *ad integrum*. Mais si l'action du froid est trop prolongée, on provoque une gelure allant depuis le simple érythème jusqu'à l'escarre. Ces gelures sont encore plus facilement obtenues avec le chlorure de méthyle, dont l'évaporation produit un froid de — 55°. Nous allons examiner les divers essais de traitement au moyen de pulvérisations de l'un ou l'autre de ces agents ou d'un mélange des deux.

Angiomes.

En 1896, Ullmann de Vienne, aurait guéri des angiomes multiples de la face en pulvérisant tous les jours chaque angiome pendant quelques (?) minutes avec un jet de chlorure d'éthyle. Il obtenait ainsi une nécrose superficielle, accompagnée d'une légère inflammation qui provoquait la disparition de la petite tumeur.

Lupus vulgaire.

L'auteur danois E.-A. DETHLEFSEN a publié, en 1900 et 1901, deux observations de guérison de lupus tuberculeux.

Observation 1. — Femme de 46 ans. Lupus de la face. Le début de la maladie remonte à 22 ans. Le lupus a envahi tout le nez jusqu'au front et les deux joues. Il existe en tout dix ulcérations, dont 4 siègent sur le nez, et 3 sur chaque joue. Les téguments autour des ulcérations sont excessivement infiltrés, gonflés et d'une coloration bleu-rouge. —

On a pratiqué plusieurs fois le râclage, mais sans résultats. Après avoir râclé les ulcérations, Dethlefsen commença son traitement. Les pulvérisations, de 1 à 2 minutes de durée à peu près, étaient renouvelées tous les deux jours, tout traitement interne ou externe étant suspendu. Immédiatement après chaque congélation les parties affectées gonflaient, prenaient une coloration rouge et restaient dans cet état jusqu'au jour suivant. C'est à ce moment qu'elles commençaient à se décolorer et à se rétracter. Après la sixième pulvérisation, toutes les ulcérations étaient guéries, l'infiltration des joues avait complètement disparu. Bientôt après la malade quitta l'hôpital et son état allait toujours en s'améliorant. Les endroits où siégeaient les ulcérations étaient recouverts d'une peau lisse et ne présentaient plus le moindre gonflement ou rougeur.

Observation 2. — Femme âgée de 29 ans. Lupus de la face remontant à 12 ans. Même traitement que dans le cas précédent : congélation énergique des parties affectées, mais sans râclage ou scarifications préalables. Pendant la première semaine la congélation fut renouvelée tous les jours, puis tous les 2 ou 3 jours et finalement une ou deux fois par semaine. Au bout de 12 semaines, la malade quitte l'hôpital, l'ulcération de la joue gauche était guérie et couverte d'une peau lisse, les tubercules avaient disparu, le nez avait le volume et la forme normale.

Les pulvérisations n'avaient occasionné aucune douleur aux malades, mais il était nécessaire, afin d'éviter aux patients une narcose profonde pouvant résulter de l'aspiration de vapeurs de chlorure d'éthyle, de leur tamponner le nez et de les faire respirer par un tube de verre. Sur un total de huit cas, Dethlefsen n'aurait eu qu'une récidive. Nordentoft rapporte un cas de lupus du nez datant de plusieurs années, qui fut guéri en 48 séances. Arning, un cas guéri en 18 séances. Un auteur danois Sorensen, pousse même l'enthousiasme jusqu'à mettre la méthode de Dethlefsen sur le même pied que la Finsenthérapie. Hansen, sur 10 cas, obtint : 2 guérisons complètes, 2 guérisons apparentes (?), 2 améliorations graduelles, 4 cas s'améliorèrent, puis récidivèrent.

Finsen a donné la statistique suivante : sur 62 cas, le traitement par le chlorure d'éthyle fut abandonné au bout de peu de temps, chez 36 malades, à cause de son manque d'effet. Les autres cas avaient été énergiquement traités pendant des périodes variant de 3 à 18 mois. Quatre seulement sur 26 montrèrent un gain réel et chez deux ce gain était encore douteux. SAAL-FELD, JUSTUS, déclarent que l'action du chlorure d'éthyle est trop superficielle et il ne tarde pas à se produire des récidives, après une apparence de guérison.

Lupus erythémateux.

Le chlorure d'éthyle a été préconisé par ARNING, EHRMANN, en 1903. — Le dermatologiste américain HARTZELL a publié, en 1904, cinq cas de guérison par ce procédé. Sa technique consistait à congeler les placards pendant 5 à 8 minutes, tous les 2 ou 3 jours. Si l'inflammation ainsi provoquée était trop considérable, l'intervalle entre les séances était augmenté. Au bout de 10 à 15 jours de traitement, il se produisait une forte desquamation, les placards devenaient plus pâles et au bout de 6 semaines à 2 mois, ils avaient, en général, presque disparu.

Epithéliomas.

P. HOWITZ de Copenhague, aurait guéri dix cas d'ulcus rodens, kératoses séniles, au moyen de pulvérisation. ARNING de Hambourg, recommande aussi la méthode dans le cas d'ulcus rodens.

Verrues.

BUEDINGER conseille de congeler les verrues pendant une minute tous les deux jours avec un jet de chlorure d'éthyle. Une partie de la verrue ainsi traitée tombe, l'autre se ratatine et finit par disparaître, laissant à sa place une tache rouge. Les verrues superficielles disparaissent facilement avec ce traitement. Quant aux verrues plus profondes, il est nécessaire d'exciser la partie qui dépasse le niveau de la peau avant de la soumettre au jet de chlorure d'éthyle.

Papillomes.

SCHEIN, de Budapest, préconise les pulvérisations contre les végétations vulvaires ou balano-préputiales, à la condition qu'elles ne soient pas trop développées. Il cite une trentaine d'observations en faveur de ce procédé. Une seule congélation suffit en général, à la condition de faire agir vigoureusement le jet sur la base du papillome. Il faut protéger les parties voisines avec de la gaze ou du coton. On cesse la pulvérisation dès que la végétation est devenue blanche et dure. Il se produit, d'après l'auteur, un arrêt de la circulation par la formation de thrombus dans les vaisseaux. La néoformation privée en totalité ou partiellement de son irrigation sanguine ne tarde pas à se flétrir et à disparaître. Ce résultat rapide est dû à la vulnérabilité particulière des papillomes constitués par des cellules jeunes et dont l'irrigation n'est assurée que par un seul axe vasculaire, comme dans certains organes périphériques tels que : les doigts, les oreilles, etc., qui, de ce fait, sont beaucoup plus exposés aux gelures et aux gangrènes dès que la circulation y subit quelques perturbations.

Chancrelles.

BRANDWEINER pratique des pulvérisations sur les chancres mous avec un jet de chlorure d'éthyle deux fois par jour. En trois ou quatre séances, il obtient leur transformation en plaies simples. D'après lui, le chlorure d'éthyle n'agit pas comme agent bactéricide, mais en provoquant une hyperhémie intense.

Enfin, ARNING aurait eu recours au chlorure d'éthyle avec de bons résultats dans certains cas de *lichen plan*, de *lichenification*, diverses *trichophyties*, etc.

AIR LIQUIDE

L'air a été liquéfié en 1884, par WROBLEWSKI. C'est un liquide incolore, bouillant à — 192° degrés, sous la pression de l'atmosphère. M. LINDE, en faisant détendre une grande quantité d'air et refroidissant d'une façon continue l'air qui va se détendre par celui qui vient de se détendre a rendu industrielle la liquéfaction de l'air. Néanmoins, le prix reste élevé et la conservation du produit est très limitée, malgré l'emploi de récipients spéciaux, à doubles parois argentées, entre lesquelles on a fait le vide (ballons de Dewar). Aussi l'emploi de l'air liquide en médecine ne s'est guère répandu et semble être resté limité à quelques grandes villes des Etats-Unis et d'Angleterre. En France, il à surtout été étudié par G. CLAUDE, au point de vue scientifique.

Les premières publications sur les usages médicaux de l'air liquide sont dues à A.-C. WHITE, de New-York, et datent de 1899 et 1901. Les autres travaux principaux sur ce sujet sont ceux de SAALFELD (1901), TRIMBLE (1905), WHITEHOUSE, DADE (1907), et du P. RADLIFF CROCKER, de Londres (1909).

Tous les auteurs ont recours à une technique à peu près analogue. Un tampon de ouate hydrophile de volume convenable est fixé à l'extrémité d'une petite baguette en bois ou bien dans les mors d'une pince à forci-pressure. On le plonge dans l'air liquide, on le retire quand il est bien imbibé. Après l'avoir un peu secoué pour faire tomber le liquide en excès, on l'applique sur la lésion à traiter. Si cette lésion est recouverte de sang ou de sérosité, il faut interposer un peu de gaze pour éviter l'adhérence des brins d'ouate dans la glace qui résulte du contact de ce sang ou de cette sérosité avec l'air liquide. On pourrait aussi avoir recours aux pulvérisations. Pour cela, il suffit de réaliser le dispositif de laboratoire bien connu, en obturant le ballon de Dewar avec un bouchon à deux tubulures. Ce dernier procédé est moins précis, moins commode et n'a guère été employé.

Le résultat obtenu dépend de plusieurs facteurs quand on a recours au procédé du tampon. Voici ces facteurs, d'après Whitehouse :

1° Degré de saturation du coton;
2° Précision du contact;
3° Degré de la pression;
4° Durée de l'application.

Et on peut ajouter : la situation de la lésion à traiter (plan osseux sous-jacent) et la résistance particulière de cette lésion due à sa structure, sa vascularisation, etc. Il faut donc que chaque opérateur se base sur son expérience personnelle et il est difficile de fixer des règles précises pour obtenir tel ou tel résultat.

Voici les indications forcément un peu vagues de Trimble.

Une légère pression, peu prolongée, provoquera une ischémie passagère, suivie d'une congestion assez vive; c'est celle qu'il faut employer dans le cas de lupus erythémateux. Une pression moyenne produira une escarre superficielle utile dans le cas de nœvi pilaires. — Enfin, une forte pression déterminera une escarre profonde, à rechercher par exemple dans les cas d'épithélioma. — Ces escarres seraient dues à des phénomènes d'endartérite oblitérante. — La cicatrice serait toujours esthétique, jamais chéloïdienne. Quant l'action a été forte et prolongée, elle est d'un blanc d'ivoire, presque tous les capillaires qui donnent une teinte rose à la peau normale étant détruits. Le nombre et l'intervalle des applications sont très variables et on ne peut donner de règles générales à ce sujet.

L'air liquide est un anesthésique local. On a pu s'en servir pour pratiquer sans douleur certaines interventions chirurgicales, mais il est bien plus dangereux et délicat à employer que le chlorure d'éthyle. Avec un organe périphérique comme un doigt, par exemple, il peut facilement en résulter une gangrène. L'emploi pour cet usage n'est donc pas à recommander, mais, grâce à cette propriété, l'application du tampon est à peu près indolore. Il n'en est pas de même du dégel et de la réaction inflammatoire consécutive, qui, dans certains cas, sont excessivement pénibles.

L'air liquide n'a aucune valeur antiseptique. Divers expérimentateurs ont prouvé que les bactéries immergées dans ce liquide restent virulentes. Il agit en produisant: soit une violente réaction inflammatoire, une hyperhémie; soit un effet destructeur, suivant le degré d'application utilisé. Il a été employé dans beaucoup d'affections comme révulsif, par exemple, dans certaines névralgies, où Trimble compare son effet à celui des pointes de feu faites avec le Paquelin; comme agent d'abortion dans les abcès, les furoncles, les bubons, etc., il agirait alors par hyperhémie, comme dans la méthode de Bier; comme excitant des plaies atones, ulcères variqueux; il remplace alors les divers caustiques : nitrate d'Ag par exemples, employés dans le même but. Tous ces usages ne présentent aucun intérêt, car nous avons des agents plus simples et plus aisés à manier pour obtenir les mêmes résultats. Nous allons seulement examiner les cas où la méthode représente un réel progrès sur les autres procédés.

Nœvi vasculaires.

Whitehouse cite trois observations où il a obtenu une disparition complète avec cinq à huit applications légères : le résultat s'était maintenu au bout de deux ans. Cependant, si les angiomes infiltrent les tissus très profondément, on n'obtient qu'une amélioration. Gold déclare avoir eu un très beau résultat chez un bébé de quatre mois, chez lequel un nœvus vasculaire recouvrait la tempe et la moitié d'un sourcil.

Nœvi pigmentaires, pilaires tubéreux.

Ici, les succès sont nombreux, Whitehouse rapporte cinq cas, Trimble, 5 cas aussi, et presque toujours, les résultats obtenus sont bons au bout de trois à cinq applications.

Lupus érythémateux.

Des observations de guérison ont été publiées par Whitehouse, Trimble, White, Gold, Radcliffe Crocker. Stelwagon a fait remarquer que les cas publiés se rapportaient toujours à des formes fixes. Dans l'érythème centrifuge, les résultats ne sont pas brillants, et le processus n'est nullement arrêté. Divers auteurs pensent qu'on peut obtenir la guérison par d'autres procédés plus pratiques, tout aussi facilement. Quand le professeur Radcliff Crocker présenta un malade dont un des placards avait été traité par l'air liquide et un autre par l'ionisation avec une solution de chlorure de zinc, on lui fit remarquer que les résultats étaient au moins aussi bons par ce dernier procédé plus simple.

Lupus vulgaire.

On pourrait facilement détruire les tubercules superficiels. Whitehouse a ainsi guéri deux cas à nodules peu profonds. Ce sont les seules observations publiées.

Epithéliomas.

Whitehouse a publié 15 cas de guérison d'épithéliomas cutanés pris au début et avant toute réaction ganglionnaire. Trimble et White un cas chacun. Une seule application suffit, à la condition de provoquer une escarre assez profonde. Mais nous disposons de moyens plus simples et moins coûteux et, ici, l'air liquide ne paraît pas constituer véritablement un grand progrès.

ACIDE CARBONIQUE

L'anhydride carbonique peut être facilement liquéfié. Il suffit d'une pression de 50 atmosphères à la température de 15 degrés. Le froid produit par la détente à l'air libre du gaz ainsi liquéfié et comprimé dans des récipients spéciaux très résistants, est de — 79°. Cet abaissement de température suffit pour amener la solidification d'une partie du liquide lorsqu'on reçoit le jet dans une boîte spéciale comme celle de Faraday ou simplement dans une étoffe de laine. La fabrication du gaz carbonique est très facile, aussi son prix est bien moindre que celui de l'air liquide ou même que du chlorure de méthyle. Il est très facile de s'en procurer. Aussi, certains constructeurs de microtomes ont eu l'idée de s'adresser à ce corps comme source de froid. Ils munissent leurs appareils d'un petit réservoir à gaz carbonique dont le jet émané d'un robinet à vis sert à obtenir la congélation des pièces anatomiques à débiter en coupes. Cette pratique de laboratoire a probablement été l'origine des diverses tentatives thérapeutiques que nous allons passer en revue.

Saalfeld, de Berlin, mentionne l'acide carbonique dès 1900, mais déclare préférer comme agent de congélation un mélange de chlorure d'éthyle et de méthyle. Au Congrès de Sarajevo, en 1903, Neisser recommande l'acide carbonique, qui, dit-il, est d'un usage courant à la clinique de Breslau. En 1905, Juliüsberg, de Breslau, publie quelques résultats obtenus avec cet agent. Tous ces auteurs cherchaient à utiliser directement le jet de gaz carbonique de la même façon que le jet de chlorure d'éthyle. Ils avaient recours aux pulvérisations. Or, vers 1905, un dermatologiste américain, W.-A.-Pusey, indiqua un nouveau mode d'emploi de l'acide carbonique, qui allait rendre son usage bien plus précis et plus commode, en constituant un progrès sérieux sur tous les procédés de congélation employés jusqu'ici.

Il eut, en effet, l'idée d'utiliser, au lieu du jet, la neige qu'il est facile d'obtenir en faisant détendre le gaz liquéfié à l'air libre. Il remarqua qu'on peut aisément tasser cette neige, la comprimer dans des moules, et obtenir ainsi des crayons ou bâtons qu'on peut encore tailler aux dimensions exactes de la lésion à traiter. L'application du froid devenait alors d'une grande précision, en même temps que commode, économique et à la portée de tous les praticiens. Depuis 1907, l'auteur américain est revenu à maintes reprises sur ce procédé dans diverses publications en langue anglaise ou allemande. Il a lui-même été appliquer sa méthode dans le service du professeur ERICH HOFF-MANN, de Berlin. L'usage de la neige s'est vite répandu aux Etats-Unis. HEIDINGSFELD, GOTTHEIL, ZEISSLER, HUBBARD, ont beaucoup contribué à la propager, parfois même avec enthousiasme exagéré. L'inventeur de la méthode, au contraire, est toujours demeuré dans une prudente réserve, limitant son ambition à traiter des nœvi et des lupus érythémateux, alors que ses imitateurs allaient jusqu'à s'attaquer à des cancers de la lèvre. W.-A. Pusey déclare formellement qu'il ne faut essayer la neige que sur les épithéliomas très superficiels et que pour le lupus vulgaire, la congélation n'a qu'un avenir limité.

En Allemagne et en Autriche, STRAUSS, ROSE, SAUERBRUECK, ZWEIG, NOBL, FABRY, PICK, FRUEND, etc., ont publié le résultat de leurs essais. En Angleterre, la méthode a été introduite par J.-M.-H. MAC-LEOD, et par E.-R. MORTON, qui ont donné d'importantes statistiques. La neige d'acide carbonique a aussi été employée au Japon par ITO, en Russie par SAWELJEW et LICHTMANN, en Hongrie par ROTH et KARACSONY, en Italie par DIBERNADO, en Australie par LAWRENCE. L'étude la plus importante est celle de NOBL et SPRINGELS de Vienne. Il faut aussi citer la Revue générale de Pusey parue en 1910.

En pays de langue française la première communication relative à l'emploi de l'acide carbonique solide paraît être celle de J.-L. Bunch de Londres au Congrès de Physiothérapie de 1910. Puis parurent ensuite la communication de Dind de Lausanne (Société Vaudoise de médecine, mai 1910), et celle de M. Pautrier et Gouin (Société de Dermatologie, Janvier 1911).

La méthode est indiquée dans tous les ouvrages français récents : Consultations dermatologiques de M. L. Brocq et Simon ; Médications antiparasitaires de M. Sabouraud ; Revue générale de dermatologie de M. Milian (Paris médical, 1911). Mais les auteurs français semblent avoir surtout étudié l'action sur le lupus érythémateux et il n'existe pas encore à notre connaissance de travail semblable à celui de Morton, de Londres, qui a traité 208 nœvi. L'acide carbonique solide est maintenant à l'étude dans presque tous les services de dermatologie et sans doute les résultats qui seront publiés permettront de se faire une idée sur la valeur du procédé.

———

CHAPITRE II

TECHNIQUE

PRODUCTION DE LA NEIGE

Le froid produit par la détente et l'évaporation à l'air libre de gaz carbonique fortement comprimé est suffisant pour provoquer la solidification d'une portion de ce gaz. L'acide solide se présente sous l'aspect de flocons blancs, comparables à de la neige, qui fondent peu à peu et se retransforment directement en gaz sans passer par l'intermédiaire de l'état liquide. Leur température constante comme celle de tous les corps en fusion est de $-79°$.

En pratique, pour obtenir de la neige d'acide carbonique, il suffit donc d'avoir à sa disposition du gaz carbonique comprimé. Or, on peut facilement se procurer dans le commerce des réservoirs métalliques en forme d'obus ou de cylindres contenant l'acide carbonique comprimé à l'état liquide. Ce gaz carbonique (1) est obtenu généralement par la combustion du coke et comprimé ensuite par une pompe aspirante et foulante. Les bombes d'acide carbonique sont d'un usage courant et d'un prix de revient minime. Elles servent notamment à maintenir la pression dans les fûts de bière, à la fabrication de l'eau de

____

(1) Un kilogramme d'acide carbonique comprimé à 65/75 atmosphères correspond à 500 litres à la pression normale et coûte environ 1 fr. 50. Il permet de fabriquer quinze à vingt crayons.

Seltz, etc., et en résumé dans tous les cas où il faut exercer des pressions ou obtenir des abaissements de température. C'est ainsi que dans les laboratoires on trouve certains microtomes munis d'un appareil à congélation, soit à chlorure de méthyle, soit à acide carbonique comprimé.

Les réservoirs ou obus du commerce sont munis à une extrémité d'un écrou de fermeture qui commande l'ouverture du petit tube de dégagement du gaz. Pour obtenir de la neige, on ouvre progressivement cet écrou, et on reçoit le jet gazeux mélangé de gouttelettes liquides qui s'échappe du tube de dégagement sur un corps mauvais conducteur de la chaleur : une étoffe de laine, une peau de chamois, une simple serviette. Il faut éviter une évaporation trop rapide qui provoquerait une perte de gaz. Pour cela, on le fait dégager très lentement, et on dispose l'étoffe de laine ou la peau de chamois en forme de bourse ou de sac autour du tuyau de sortie. On peut aussi avoir recours à une boîte spéciale en ébonite ou en métal, dite boîte à neige, dont le premier modèle est dû à Faraday et a été ensuite perfectionné par Cailletet. Pusey emploie une peau de chamois disposée en sac autour de l'orifice d'échappement du gaz, Pernett utilise dans le même but une blague à tabac. Morton et Mac-Leod se servent d'un cylindre ou d'un cône creux obtenus en roulant une serviette ou un morceau de gaze autour d'un axe formé par une règle par exemple. Ce cône ou ce cylindre sont ensuite fixés au tuyau de dégagement du CO^2 au moyen d'une bande. S. D. Hubbard a fait construire un tube métallique qui se visse sur l'obus par une extrémité, l'autre extrémité étant obturée par une peau de chamois. La compagnie Sparklets dont nous avons employé l'appareil, dû au Docteur W. Hampson, fabrique une boîte à neige en métal perforé, doublé intérieurement de toile, qui se visse également sur le réservoir à gaz par une extrémité et dont l'autre extrémité s'adapte à des moules de formes variées.

Fründ a aussi fait construire une boîte à neige perfectionnée.

Tous ces appareils facilitent beaucoup les manipulations et économisent du gaz, mais on peut aisément s'en passer. Si on

emploie un obus du commerce, obus toujours assez pesant, il
est commode de le placer sur un support ; par exemple, un
simple chevalet en bois que tout le monde peut fabriquer. De
cette façon, le tuyau d'échappement du gaz est maintenu à une
hauteur convenable au-dessus de la table sur laquelle on opère,
ce qui permet d'adapter facilement la boîte à neige ou le sac
de laine et rend commodes les diverses manipulations.

MOULAGE DE LA NEIGE ET TAILLAGE DU CRAYON

Certains dispositifs réalisent à la fois une boîte à neige et un
moule, c'est ainsi que les procédés de Morton et de Mac-Leod
donnent un bloc de neige ayant la forme d'un cylindre ou d'un
cône. Il en est de même du tube d'Hubbard et de la boîte de
Fründ. Pusey, au début, façonnait la neige reçue dans la peau
de chamois avec la main protégée par un gant ou un morceau
d'étoffe de laine. Mais la neige ainsi obtenue est souvent peu
homogène et se brise en petits morceaux lorsqu'on l'applique
sur le sujet. Aussi Pusey eut recours à des tubes ronds (1) ou
carrés en ébonite dans lesquels il entassait la neige recueillie
avec une cuillère et qu'il pilonnait ensuite avec un crayon.
R.-T. Sutton fit adapter à ces tubes une pièce conique formant
entonnoir, ce qui facilite l'introduction de la neige. Ce sont, en
somme, des spéculums à oreilles et ces derniers pourraient être
employés à défaut d'outillage spécial. Quel que soit le moule employé, il doit avoir une longueur suffisante pour donner un
crayon facile à saisir et à appliquer. On peut, en effet, manipuler
facilement la neige d'acide carbonique en protégeant la main
avec un corps mauvais conducteur : gant, étoffe de laine, etc. Le
crayon obtenu par expulsion du moule au moyen du pilon
doit être réduit à une de ses extrémités à un diamètre correspondant exactement à celui de la lésion à traiter. Pusey recommande
dans ce but de le faire fondre entre les doigts protégés bien
entendu, ou de le tailler au moyen d'un canif. Ce dernier procédé n'est pas toujours pratique, car, même en prenant la pré-
caution de tailler le crayon en sens inverse du sens ordinaire-

(1) Un étui à thermomètre peut remplacer ces tubes, d'après Pusey.

ment usité, on le brise souvent ou on n'arrive qu'à un résultat imparfait. Aussi, nous voyons des auteurs, comme STRAUSS, recommander tout un arsenal de moules ronds, carrés, ovales, de dimensions diverses : ce qui permet d'obtenir un crayon qui ne nécessite que de légères retouches pour s'adapter exactement à la lésion. Il est évident que cette dernière façon de procéder occasionne une plus grande dépense de gaz, ce qui n'a d'ailleurs que peu d'importance, étant donné son prix minime.

Il est à remarquer que le crayon appliqué sur la peau fond continuellement, et, s'il est taillé en pointe, au bout de peu de temps, ce n'est plus une pointe, qui est en contact avec les téguments, mais une surface beaucoup plus large. Il est donc nécessaire de donner à l'extrémité à appliquer un diamètre plutôt inférieur à celui de la lésion qu'on désire traiter. On peut aussi protéger les parties saines avec un corps mauvais conducteur du froid, tel un carton dans lequel on découpe une surface correspondant exactement aux dimensions de la région à traiter; alors on est sûr que le crayon en fondant, ne viendra pas les dépasser.

Enfin, certaines lésions sont tellement irrégulières qu'il serait illusoire d'essayer de tailler le crayon d'une façon correspondante. On peut alors recourir au procédé de MAC-LEOD qui taille une plaque de plomb très mince d'après un calque de la région. Il applique ensuite le crayon non plus directement sur la lésion, mais sur la plaque ainsi taillée recouvrant cette lésion. Le métal, grâce à sa conductibilité et à sa rigidité, répartit également le froid et la pression, mais en diminuant un peu la rapidité de l'opération.

Pour être complet, mentionnons le procédé de JUDD de Rochester, analogue à celui employé dans ses expériences sur les animaux par HOCHHAUS en 1898, et qui consiste au lieu de mouler la neige à la délayer dans de l'éther et appliquer ensuite ce mélange avec un tampon de la même façon que l'air liquide. Nous ne croyons pas que ce procédé constitue un progrès au point de vue de la facilité, ni de la précision de l'application.

APPAREIL EMPLOYE

Nous nous sommes servis pour nos essais de l'appareil de la compagnie SPARKLETS (modèle du Dr W. HAMPSON). Il se compose essentiellement d'un réservoir à gaz comprimé, d'une boîte à neige ronde en métal perforé, doublé de toile, qui s'adapte au réservoir et de deux moules métalliques, l'un rond, l'autre carré, qui se vissent sur la boîte à neige dont ils constituent une sorte de prolongement. Il n'est donc pas besoin de transvaser la neige, ni de posséder des moules surmontés d'un entonnoir. Il suffit de faire tomber cette neige dans le moule sous-jacent au moyen d'une spatule dont le manche sert ensuite comme pilon. Du reste, l'appareil permet d'utiliser tout autre moule : c'est ainsi que nous avons fait quelques essais avec un moule à balles.

L'appareil, étant tout en métal, est très robuste; certaines parties sont entourées de caoutchouc, corps mauvais conducteur, ce qui permet de manipuler les diverses pièces avec la main nue.

La technique pour la détente du gaz, le taillage des crayons, est identique à celle indiquée plus haut.

MODE D'APPLICATION

On peut impunément faire rouler le crayon dans la paume de la main nue, une mince couche gazeuse très mauvaise conductrice résultant de l'évaporation continuelle du CO^2 s'interpose et empêche tout effet. Mais si on vient à exercer une pression, par exemple en serrant avec les doigts, le contact et par suite la congélation s'ensuivent immédiatement. Pour appliquer le crayon, il est donc nécessaire de le tenir avec la main gantée ou bien protégée par un corps mauvais conducteur : tampon de ouate, bande, peau de chamois. Il faut que la prise soit très ferme pour que la pression soit bien également répartie, ce qui exige un crayon suffisamment long. Nous verrons plus tard quel degré de pression il convient d'exercer.

FORME DES MOULES

Pour éviter des inégalités de pression, il convient de ne pas traiter de trop larges surfaces à la fois. Pusey recommande de ne pas employer de crayon dont la section soit supérieure à un demi-pouce carré (le pouce anglais vaut 2 cm. 5). Donc pour des lésions plus étendues, on fera des applications successives. Il faut alors nécessairement avoir des moules rectangulaires ou carrés de façon à obtenir une coaptation parfaite, ce qui serait impossible avec des crayons ronds.

ASEPSIE DU CRAYON

Lorsqu'on dispose d'un crayon d'une longueur suffisante, on peut l'employer pour plusieurs applications sur divers sujets, en ayant soin naturellement de le tailler à un diamètre correspondant pour chaque lésion différente. Ces applications successives ne nécessitent nullement des précautions d'antiseptie, le crayon étant en fusion continuelle, les couches de neige en contact se renouvellent constamment; le pus et les microbes ne peuvent pas adhérer à sa surface, ni s'incruster dans son épaisseur. Par contre, le froid n'a aucune valeur antiseptique par lui-même. Divers expérimentateurs l'ont prouvé avec l'air liquide dont la température est inférieure de 113° à celle de l'acide carbonique solide. Les bactéries plongées pendant un certain temps dans l'air liquide conservent leur virulence qui n'est que momentanément atténuée. On ne peut donc pas espérer, dans le lupus par exemple, détruire directement les bacilles par le froid comme avec les rayons ultra-violets.

ANESTHESIE

L'application du crayon ne nécessite nulle anesthésie préalable, le froid étant lui-même un anesthésique. Cette propriété est particulièrement précieuse pour le traitement des lésions chez les enfants.

CHAPITRE III

DOSAGE DE L'APPLICATION
DE L'ACIDE CARBONIQUE SOLIDE

La température de la neige d'acide carbonique demeurant constante pendant tout le temps de sa fusion, l'expérimentateur, pour obtenir un effet plus ou moins intense, n'a que deux facteurs à sa disposition : *la durée de contact* et *le degré de pression*. Le froid se propageant par conductibilité et rayonnement, il est évident que la profondeur de son action est liée à celle des deux facteurs précédents. C'est ainsi que, pour Pusey, en faisant varier convenablement ces deux facteurs, on peut obtenir une congélation atteignant de 1/32 de pouce (un millimètre environ) à 1/8 de pouce et plus (soit quatre millimètres et plus). La compression, en diminuant l'épaisseur des tissus, permet donc une action beaucoup moins superficielle qu'avec les réfrigérants employés en pulvérisations, tel que le chlorure d'éthyle.

De ces deux facteurs essentiels, temps et degré de pression, le temps seul est ordinairement mesuré. Le degré de pression pourait être apprécié au moyen d'un porte-crayon muni d'un ressort, comme nous l'a suggéré M. Darbois, mais aucune recherche n'a été faite dans ce sens, et les auteurs, dans leurs observations, se contentent des termes approximatifs de légère, moyenne et forte pression.

Les résultats obtenus dans un cas donné ne peuvent être généralisés, car chaque individu, chaque région anatomique et chaque sorte de lésion réagit à sa façon. Pour connaître la durée du contact, et le degré de pression à employer dans chaque cas, il est donc nécessaire de tenir compte d'un certain nombre de facteurs que nous allons passer en revue :

1° L'âge du sujet.

Un enfant au-dessous de l'âge d'un an réagirait trois ou quatre fois plus qu'un adulte (Pusey). Ainsi, une application de 10 secondes sur un enfant de trois mois produirait une gelure équivalente à celle obtenue par une application de 30 à 40 secondes chez un adulte. Pour les enfants plus âgés, cette sensibilité particulière diminue proportionnellement, mais assez lentement. Nous avons pu vérifier ces données sur plusieurs enfants.

2° Le sexe du sujet.

Pour Pusey, la peau de certaines femmes serait aussi sensible que celle des enfants. Il est probable que les femmes sont un peu plus sensibles que les hommes à l'action de la neige, comme elles le sont en général pour tous les agents nocifs pour la peau, tels que les rayons X, le radium, etc. Il sera donc prudent de diminuer les doses chez les sujets féminins.

3° La susceptibilité individuelle.

Nobl pense que les cas d'idiosyncrasies vis-à-vis de la réfrigération par l'acide carbonique sont exceptionnels. Morton, qui a traité plus de 200 sujets, n'en parle pas. Pusey ne pense pas que cette susceptibilité particulière puisse exister, ne l'ayant jamais observée. Cependant Pick recommande de toujours tâter la susceptibilité de chaque sujet au début des applications.

4° La région anatomique à laquelle on a affaire.

Il faut tenir compte de la fragilité ou de la résistance particulière de la peau de chaque partie du corps. Ainsi, la peau du visage supporte moins bien les divers traumatismes que celle de la face externe des cuisses par exemple : les doses ne seront donc pas les mêmes; les doigts, les oreilles et en général toutes les extrémités où l'irrigation sanguine est mal assurée sont les lieux d'élection des gangrènes *a frigore*. Il faudra donc être prudent dans les applications sur ces organes. Au contraire, dans les régions très vasculaires, on pourra augmenter les doses avec moins de risques.

La nature du *plan sous-jacent* à la lésion doit aussi être considérée. Lorsqu'on est en présence d'un plan osseux uniforme, comme au front, on obtient beaucoup plus facilement une répartition égale de la pression qu'au niveau du ventre par exemple. Les tissus ne fuyant pas devant le crayon sont aisément comprimés et l'action du froid est beaucoup plus rapide et plus profonde. On peut parfois suppléer à l'absence de plan osseux sous-jacent par divers artifices : ainsi à la joue, on fera la contre-pression avec les doigts introduits dans la bouche; pour la paupière on emploiera une pince à chalazion en ayant soin de bien écarter cette paupière de l'œil. Enfin, lorsque les plans sous-jacents sont très élastiques et compressibles comme à la cuisse, au ventre où il n'y a pas de contre-pression possible, il faut tendre vigoureusement la peau pour bien répartir la pression et éviter que le crayon, entraînant les téguments, ne creuse une trop profonde dépression, ce qui nuirait à l'exactitude de l'application.

C'est encore pour éviter une mauvaise répartition de la pression qu'il est important de débarrasser la surface à traiter des croûtes, squames, poils, etc., corps mauvais conducteurs et d'inégale épaisseur qui rendraient l'action du froid irrégulière.

5° La structure de la lésion à traiter.

Les lésions cornées sont en général très résistantes, étant mauvaises conductrices du froid, difficiles à comprimer et peu sensibles aux divers traumatismes. Par exemple, pour un cor au pied, Sutton fait une application d'une minute et demie. Morton ne s'arrête que lorsqu'une étroite zone de tissu sain entourant la lésion est congelée. Les tissus fibreux conjonctifs sont aussi plus résistants que les néoformations à structure surtout épithéliale et à vascularisation abondante et superficielle. Enfin l'étendue en profondeur de la lésion doit aussi être prise en considération.

6° Sensibilité particulière des lésions déjà traitées par le Radium ou les Rayons X.

Pusey congelant un nœvus vasculaire déjà traité par le radium qui avait produit une atrophie de la peau avec hyperkératose remarqua une sensibilité 3 ou 4 fois plus grande que chez un sujet normal. Ce résultat était à prévoir, les rayons X ou le radium ayant provoqué une endartérite qui a oblitéré un certain nombre de capillaires, d'où mauvaise irrigation de la cicatrice et vulnérabilité particulière des vaisseaux qui existent encore car leur endothélium a été irrité et en outre lésions de névrite. De tels tissus sont donc beaucoup moins résistants vis-à-vis de n'importe quel agent traumatique et les plaies provoquées sont particulièrement longues à guérir.

Pusey a utilisé cette particularité pour sensibiliser diverses lésions à l'action du CO_2 et obtenir ainsi des réactions plus intenses et plus profondes, utiles dans la cure de certains nœvi vasculaires.

Il est fort important de se souvenir de cette particularité lorsqu'on traite des télangiectasies dues au radium ou aux rayons X. Avec de faibles doses on peut obtenir une ulcération assez longue à guérir comme chez le malade de notre observation 9.

7° Effets des applications antérieures de neige.

Nobl a montré que des applications répétées de neige sur une portion des téguments provoquent une sorte d'accoutumance ou d'immunité qui force à augmenter les doses successives si on veut obtenir le même degré de réaction. Samuel, Fuerst, Werner, Stiassny ont aussi signalé cette sorte d'immunisation de l'épiderme contre le froid. Les expériences de Werner sont particulièrement intéressantes. En congélant certains tissus, il obtient une plus grande sensibilité de ces tissus à l'action du radium, ce qu'il explique par la grande fragilité des cellules jeunes qui se développent pour réparer les lésions provoquées par le froid. Ces phénomènes s'expliquent en somme par la plus grande vulnéralité des tissus qui sont le siège d'une inflammation aiguë et la plus grande résistance des tissus qui sont le siège d'une inflammation chronique.

En résumé, la réaction obtenue par l'application de la neige d'acide carbonique dépend d'un si grand nombre de facteurs que certains auteurs comme Pick recommandent de rechercher par quelques essais préalables sur une portion limitée de la lésion la façon personnelle de réagir de chaque sujet et de chaque lésion. On augmentera progressivement la dose jusqu'à ce qu'on obtienne le degré voulu de réaction qu'on est ainsi sûr de ne pas dépasser. Cette méthode a l'inconvénient de prolonger la durée du traitement et elle n'est peut-être pas toujours inoffensive. Ainsi une dose trop faible sur un lupus érythémateux pourrait provoquer une aggravation en amenant une congestion du derme au lieu d'oblitérer les capillaires dilatés d'après Pick. Par contre, cette méthode est très recommandable lorsqu'on cherche un résultat esthétique parfait, comme dans le cas de nœvi, taches pigmentaires, etc. En pratique, avec un peu d'expérience personnelle on arrive vite à appliquer d'emblée les doses convenables.

CHAPITRE IV

———

EFFETS DE L'APPLICATION DE LA
NEIGE D'ACIDE CARBONIQUE SUR LES TEGUMENTS

L'étude des réactions résultant de l'application de la neige
d'acide carbonique sur les téguments se ramène à l'étude des
gelures. Les gelures elles-mêmes présentent une grande analo-
gie avec les brûlures avec cette différence que « *les lésions qui
caractérisent les gelures n'apparaissent pas immédiatement,
mais un certain nombre d'heures après l'impression du froid* »
(Lecène, Traité de Pathologie) (1). Si les froidures ne sont pas instantanées comme les brûlures, cela tient pour MM. P. DELBET et
VEAU (2) à ce que: « *La différence entre la température du corps et
celle des agents réfrigérants est en général beaucoup moins
considérable que la différence entre la température du corps et
celle des agents des brûlures. Cette dernière est souvent énorme
100, 200, 1000°. Au contraire les froids naturels ne diffèrent
guère de la température du corps que d'une cinquantaine de degrés. Ce qui prouverait que telle est bien l'explication des dif-
férences constatées, c'est que depuis qu'on fabrique artificiel-
lement le froid, on observe, lorsque la différence de la température est énorme, des lésions tout aussi brusques que celles des
brûlures. Le simple siphon de chlorure d'éthyle maladroite-
ment manié a produit plus d'une escarre immédiate.* »

(1) *Précis de Pathologie chirurgicale.* Tome I, pag. 111. Paris, 1909.
(2) *Nouveau traité de chirurgie.* Fascicule I, pag. 95. Paris, 1907.

La température d'évaporation du chlorure d'éthyle étant, — 35° et celle de la neige d'acide carbonique — 79°, il semble qu'avec cette dernière on puisse obtenir *a fortiori* des lésions presque instantanées à condition de prolonger suffisamment son action. Dans la pratique les applications sont trop courtes pour permettre d'obtenir une escarrification immédiate des tissus. Il y a toujours une période latente pendant laquelle l'observation ne montre qu'une réaction inflammatoire banale qui ne permet pas de soupçonner la profondeur et la gravité de la gelure. Les phlyctènes elles-mêmes ne sont jamais instantanées comme dans certains cas de brûlures.

On peut obtenir avec la neige d'acide carbonique les trois degrés de gelures ordinairement décrits : le premier étant caractérisé par un simple érythème, le second par une phlyctène et le troisième par une escarre plus ou moins profonde.

Nous allons exposer schématiquement les effets d'une application plus ou moins prolongée du crayon d'acide carbonique sur une peau normale.

Pendant l'application, la peau sous-jacente au crayon devient blanche, est déprimée en cupule, dure comme de la porcelaine, insensible. La circulation est suspendue, d'abord par suite de la contraction des vaisseaux et si l'action est prolongée peut-être par la coagulation du sang. Le crayon retiré, la peau conserve cet aspect et demeure congelée un temps environ double ou triple de celui de l'application. Puis elle redevient souple, et, à la pâleur et à l'anémie ne tarde pas à succéder au bout de 2 ou 3 minutes, une vive congestion, marquée par de la rougeur, puis, dans certains cas, par un gonflement qui souvent s'étend un peu au delà de la région traitée.

La réaction peut se borner à ce simple érythème qui disparaît au bout de quelques jours en provoquant une légère desquamation. Mais si la durée de l'application et le degré de pression ont été plus intenses, l'infiltration séreuse qui cause le gonflement dont nous venons de parler, aboutit après un temps variable de quelques minutes à plusieurs heures à la formation d'une phlyctène. Comme nous le verrons, en étudiant l'histologie des gelures par l'acide carbonique, cette phlyctène recouvre des lésions plus ou moins profondes. Tantôt la bulle est superficielle, sous-cornéenne, très fragile et recouvre les papilles encore partiellement revêtues d'épiderme; tantôt la phlyctène est profonde et son toit est formé par l'épiderme décollé en totalité. Dans le premier cas, la phlyctène se rompt souvent spontanément, son contenu est jaune citron, fluide ou gélatineux. Elle est remplacée par une croûte qui tombe au bout d'une douzaine de jours. Dans le second cas, la bulle est beaucoup moins fragile et elle se résorbe en général faisant place à une escarre mince et sèche qui tombe au bout de quinze jours à trois semaines.

Si l'application a été trop prolongée, à l'escarre succède une ulcération qui serait très longue à se cicatriser par suite de véritables troubles trophiques dus à la névrite des filets nerveux du voisinage lésés par le froid.

Enfin, si une phlyctène s'infecte, il se produit une suppuration qui peut changer les résultats, retarder la guérison et provoquer la formation de cicatrices plus profondes.

Cicatrices. — Pour qu'il y ait cicatrice il faut que le derme soit lésé. Les lésions qui n'intéressent que l'épiderme peuvent donc seules être détruites par de très courtes applications qui ne laissent pas de traces. Dans ces cas l'emploi de l'acide carbonique rentre en réalité dans la méthode dite *écorchante*, où le même effet est obtenu par des solutions concentrées de sublimé, divers acides, des pâtes exfoliantes (résorcine), etc.

Mais en général, on se sert de l'acide carbonique pour des lésions plus profondes et il faut s'attendre à une cicatrice. Presque tous les auteurs sont d'accord sur la bonne qualité de ces cicatrices qui seraient toujours lisses, souples, peu apparentes, jamais chéloïdiennes (1). A cause de la destruction d'un certain nombre de capillaires, ces cicatrices restent un peu plus blan-

---

(1) Pour M. Brocq (*Pratique Dermatologique.* Tome I, page 410), les cicatrices provenant d'escarres causées par le froid (chlorure de méthyle par exemple), se recouvrent d'une *pigmentation persistante.*

ches que les parties voisines, ce qui les rend quelquefois assez visibles chez les personnes de carnation brune. De plus la cicatrice se borde parfois d'une zone de *pigmentation brune*, mais cette pigmentation finit toujours, en général, par disparaître au bout d'un certain temps. Enfin on n'aurait pas à redouter avec l'acide carbonique l'apparition ultérieure de *télangiectasies* comme avec le radium ou les rayons X. Pour notre compte personnel, nous pouvons confirmer ces résultats, tout au moins pour nos plus anciennes cicatrices qui remontent à six mois environ. Janeway a cité un cas d'*épithélioma* se développant sur une cicatrice du lupus érythémateux traité par l'acide carbonique. Mais la lésion avait déjà subi des applications antérieures de rayons X, de sorte qu'on ne peut accuser la neige en particulier de provoquer des transformations épithéliomateuses plus que les autres agents caustiques et irritants employés dans les lupus.

DOULEUR RESULTANT DE L'APPLICATION

Nous avons dit que l'application de la neige d'acide carbonique ne nécessitait nulle anesthésie préalable, le froid étant par lui-même analgésiant. Quelques personnes éprouvent cependant une douleur, en général supportable, due à la pression; ou bien, par exemple, en traitant la région des lèvres, à la transmission du froid par conductibilité osseuse à une dent cariée, etc. Avec le dégel, la sensibilité reparaît, la rougeur et le gonflement s'accompagnent de démangeaisons, de cuisson. PUSEY a parfois observé une douleur assez vive qui persiste une demi-heure et plus lorsque l'application a été faite sur un os superficiel ou au niveau des dents. Pour calmer cette douleur, on peut avoir recours à l'application de compresses trempées soit dans l'eau chaude, soit dans l'eau froide. A.-C. GEYSER, de New-York, cite un cas de traitement de chéloïdes par l'acide carbonique solide où la douleur fut tellé qu'il dut recourir à la morphine pour la calmer. Ce fait semble unique.

TRAITEMENT DE LA GELURE

Il n'y a rien de particulier à dire sur le traitement des gelures par l'acide carbonique. Chacun emploie celui des innombrables topiques auquel il est habitué pour le traitement des brûlures: liniment oléo-calcaire, vaso-lanoline, ichthyol, pommade de Lucas-Championnière, etc. PAUTRIER et GOUIN se servent d'une pommade au cérat frais et sans eau, à l'oxyde de zinc. PUSEY et MORTON emploient une pommade à l'acide borique. Quand il n'y a pas de danger de frottement, PUSEY recommande même de ne faire aucun pansement, et de se contenter de quelques lavages quotidiens à l'eau oxygénée. Pour les parties en contact avec les vêtements, on peut se contenter de les isoler avec de la gaze enduite d'un corps gras. Il est inutile de percer la phlyctène. Dans les cas où on croirait devoir le faire, il faut soigneusement conserver l'épiderme. De même, il ne faut pas toucher aux croûtes sous lesquelles se fait la cicatrisation. On ne serait autorisé à les arracher que si elles recouvraient un foyer purulent dans les cas d'infection secondaire de la plaie. Nous avons signalé que les croûtes et les escarres sont assez longues à se détacher et qu'il ne faut pas faire de nouvelle application avant leur chute d'après la plupart des auteurs.

CHAPITRE V

HISTOLOGIE

Hochhaus est le premier expérimentateur qui se soit servi de
la neige d'acide carbonique, pour étudier l'effet du froid intense
sur les tissus. Il mélangeait cette neige avec de l'éther dans un
petit récipient en cuivre ayant deux centimètres de diamètre.
Ce récipient était ensuite appliqué pendant trente secondes sur
le foie ou sur les reins d'un lapin laparatomisé. Les examens
histologiques immédiats lui firent constater un gonflement des
cellules et des altérations des noyaux. Au bout d'un certain
temps apparaissait dans le tissu un état inflammatoire caractérisé par des amas de leucocytes, de la dilatation des vaisseaux.
Enfin une prolifération du tissu conjonctif amenait la formation de la cicatrice.

Juliüsberg fit aussi quelques examens de peau congelée à
l'aide d'acide carbonique employé sous forme de pulvérisations.
Les biopsies faites immédiatement après une congélation d'une
demi-minute ne montrent aucune lésion des vaisseaux, mais
au bout de quelques heures on trouve dans le derme une infiltration leucocytaire, des thrombus dans les vaisseaux, des amas
de fibrine; les fibres élastiques sont intactes. Quant à l'épithélium il est transformé en une couche homogène se colorant
mal et dont les noyaux ont presque tous disparu.

Nobl et Springels ont aussi fait quelques recherches qui peuvent se résumer ainsi :

1re expérience. — Peau normale. Neige appliquée 10 secondes avec légère pression. Excision au bout de 5 minutes. Les altérations portent surtout sur l'épiderme. Gonflement de la couche cornée, cellules du stratum granulosum en dégénérescence vacuolaire; dans la couche épineuse quelques noyaux déformés entourés d'espaces clairs, peu de lésions dans la couche génératrice. Dans le derme : infiltrations périvasculaires, pas de thrombus.

2e expérience. — Peau normale. Applications de 15 secondes avec légère pression. Les lésions sont plus accentuées. Beaucoup de cellules se colorent mal, n'ont plus de contours distincts, ni de noyaux. Formations qui ressemblent à des cellules géantes. Nombreuses vacuoles. Le derme est infiltré et ses vaisseaux dilatés.

3e expérience. — Peau normale. Application de 30 secondes. L'épiderme est complètement détaché du derme, mais ses lésions sont inégalement réparties. Certains endroits ne montrent plus qu'une masse homogène, sans noyaux ou ne renfermant plus que des débris de noyaux et se colorant très mal. Parfois, les lésions sont moindres et consistent seulement dans l'apparition d'une vacuole autour du noyau. Le derme est infiltré de leucocytes polynucléaires et les vaisseaux remplis de sang.

L'auteur allemand résume ses recherches en concluant que les lésions portent surtout sur l'épiderme dans lequel on constate tous les degrés de lésions, depuis la simple dégénérescence de quelques cellules et le soulèvement d'une ou plusieurs couches cellulaires par exsudation séreuse, jusqu'au détachement complet de l'épiderme du derme et sa transformation en une masse homogène et sans structure.

Par quel mécanisme arrive-t-on à ces altérations ? MOLISCH a particulièrement étudié cette question pour les plantes. Il a pu constater que la mort des végétaux à la suite d'une congélation provenait de la formation de glace aux dépens de l'eau contenue dans le protoplasma. Le volume de la glace étant supérieur à celui de l'eau qui lui a donné naissance il en résulte des altérations irréparables de l'architecture de la cellule, souvent son éclatement.

Beaucoup d'autres auteurs : TÉDENAT, RÉMY et THÉRÈSE, SAMUEL, KRIEGE, RECKLINGHAUSEN, COHNHEIM, HODARA, VOLKMANN, RISCHPLER, FUERST, etc., ont étudié l'histologie des gelures, mais ils ont eu recours à des sources de froid peu intense et à action longtemps prolongée, de sorte que leurs travaux ne peuvent pas nous être d'une grande utilité dans notre cas particulier.

Pour essayer de nous rendre compte des phénomènes provoqués par l'application de neige d'acide carbonique sur les téguments, nous nous sommes servis de cobayes dont nous avons congelé la face plantaire des pattes pendant des durées variables et progressivement croissantes. Les biopsies étaient également pratiquées à des intervalles variables. Nous avons choisi les pattes parce que leur face plantaire est à peu près complètement dépourvue de poils, ce qui permet une comparaison plus facile avec les applications faites sur la peau humaine (1). Nous avons eu soin de n'exercer aucune striction sur les pattes pour la contention des animaux afin d'éviter des phénomènes d'œdème et de congestion, étrangers à l'action de la neige. Les cobayes dont la peau n'était pas immédiatement excisée, étaient maintenus suspendus de façon à éviter tout traumatisme des pattes. Voici la technique employée :

Fixation : Biiodure de mercure ; formol. La solution est la suivante : Biiodure de Hg fraîchement préparé à saturation dans une solution d'iodure de potassium à 2 %. Quand la dissolution est faite, on ajoute 15 % de formol du commerce. Les pièces séjournent 24 heures dans le fixateur et sont ensuite lavées pendant 12 heures dans de l'eau plusieurs fois renouvelée, additionnée de quelques cristaux d'iodure de potassium.

---

(1) Dans les conditions où nous avons effectué nos expériences nous n'avons jamais pu obtenir de phlyctènes ou de bulles comme avec la peau humaine. Ceci tient probablement à la grande épaisseur de la couche cornée de la région choisie. Nous avons seulement noté un œdème très notable des pattes ayant subi l'action de la neige. Une patte était toujours laissée intacte pour permettre la comparaison.

Inclusions : Paraffine (à 58°) après passage de 48 heures dans l'acétone plusieurs fois renouvelée.

Coupes en série, au microtome MINOT, division 1/150 ; collage à l'eau albumineuse diluée.

Colorations : Nous avons surtout employé l'hématoxyline au fer rapide-Van Gieson. L'hématoxyline au fer rapide s'obtient en mélangeant extemporanément parties égales des deux solutions suivantes :

	Perchlorure de Fer officinal :	4 c. c.
Solution A	HCl	1 c. c.
	Eau distillée................	95 c. c.

Solution B	Hématoxyline	100 c. c.
	Alcool à 90°................	1 gr.

Colorer pendant dix minutes). — Nous avons également employé hématéïne-éosine ; — éosine-bleu de Kühne et éosine-orange-blèu de Kühne.

Matériel. — Pour simplifier nous désignons les trois cobayes employés sous les initiales A, B, C. Les durées d'application sur chaque patte étaient respectivement de 5, 15 et 30 secondes avec pression moyenne. Une patte témoin ne subissait aucun traitement. Le prélèvement des *biopsies* a été immédiat pour le cobaye A; pour le cobaye B, il a été effectué 3 heures et pour le cobaye C, 24 heures après la congélation. D'où le tableau suivant :

Cobaye A Excision immédiate	5 secondes. 15 secondes. 30 secondes. normal.	
Cobaye B Excision au bout de 3 heures.	5 secondes. 15 secondes. 30 secondes. normal.	Avec pression moyenne

<table>
<tr><td rowspan="4" style="text-align:center">Cobaye C
Excision au bout de
24 heures.</td><td>5 secondes.</td><td rowspan="4" style="text-align:center">Avec pression moyenne</td></tr>
<tr><td>15 secondes.</td></tr>
<tr><td>30 secondes.</td></tr>
<tr><td>normal.</td></tr>
</table>

Nous allons examiner les lésions observées sur chaque cobaye en envisageant successivement les lésions de l'épiderme et du derme.

Cobaye A.

Les lésions sont à peu près les mêmes avec l'exposition de 15 et celle de 30 secondes. On peut dire qu'elles sont relativement *minimes* et peut-être à cause de l'emploi d'un matériel différent, elles nous ont paru moindres que celles décrites par Nobl et Springels (1). Ces lésions portent exclusivement sur l'épiderme et sont caractérisées par l'état rétracté des noyaux des couches moyennes du corps muqueux de Malpighi. A un faible grossissement, ces lésions sont très peu marquées, ainsi que le montrent les deux microphotographies (fig. 1 et 2) de la patte normale témoin et de la patte 30 secondes du cobaye A. A un grossissement plus considérable, on note une légère hypercolorabilité nucléaire dans la couche germinative dont les cellules sont un peu moins régulièrement rangées qu'à l'état normal. Dans les couches sus-jacentes, non compris la couche granuleuse, on aperçoit des cellules dont la protoplasma est un peu plus pâle que normalement, et dont le noyau plus ou moins sensiblement rétracté est entouré d'un espace clair. Ce noyau possède encore tous ses éléments essentiels, le nucléole est devenu un peu moins perceptible. La couche granuleuse est intacte ainsi que le stratum intermedium et la couche cornée.

---

(1) Nobl et Springels dans leur article ne spécifient pas sur quelle peau ils ont expérimenté, et, à supposer que ce soit de la peau humaine, ils n'indiquent pas la peau de quelle région.

Du côté du derme, on ne trouve rien de caractéristique, nous n'avons pas rencontré l'infiltration périvasculaire signalée par NOBL et SPRINGELS.

Cobaye B.

Les lésions épidermiques sont plus nettes et plus généralisées. C'est seulement avec cette série de coupes que l'on commence à observer quelque réaction du côté du derme.

Lorsqu'on examine l'épiderme avec un grossissement suffisant et que l'on étudie les lésions que peut présenter l'assise germinative, on s'aperçoit tout d'abord que cette assise n'est plus en contact immédiat avec le derme sous-jacent et que l'espace qui sépare ces deux formations est d'autant plus grand que l'application a été plus longue (fig. 3 et 4). Les cellules de l'assise germinative se colorent inégalement et la coloration nucléaire est d'autant plus marquée que le décollement sous-jacent est plus grand. Les noyaux sont en état de *pycnose* plus ou moins avancée. Dans les couches moyennes du corps muqueux de Malpighi, les altérations des cellules portent à la fois sur les noyaux et le protoplasma. Le protoplasma prend plus difficilement les colorants et les fibrilles épidermiques seules ont retenu un peu plus intensément la matière colorante. L'espace clair dans lequel se trouve le noyau semble s'être élargi du fait d'une diminution de volume de ce noyau encore plus marquée que dans le stade précédemment décrit. Ce noyau a perdu sa membrane d'enveloppe au moins dans les cas les plus caractéristiques et les colorants nucléaires ne permettent plus d'apercevoir que des granules irréguliers, de grosseurs diverses. Le noyau est donc en *karyorrhexie*. Les cellules de la couche granuleuse sont à peine altérées, seuls leurs noyaux présentent dans certaines cellules seulement quelques caractères de dégénérescence. La couche cornée a peu ou pas varié.

Du côté du derme, on remarque un léger envahissement des cordons fibreux par des éléments migrateurs, principalement des *Mastzellen*, mais peu abondants. On remarque aussi en quelques endroits un gonflement de certaines cellules endothéliales de la paroi des petits capillaires sanguins. Quelques-uns de ces fins capillaires sont même presque totalement oblitérés. Dans les capillaires un peu plus volumineux commencent à prédominer les leucocytes polynucléaires. Les trousseaux fibreux du derme sont plus colorables et semblent un peu plus épais. Avec la coloration de Van Gieson, toute la partie supérieure et moyenne du derme est colorée en rouge intense et on ne retrouve plus le fin feutrage rose des papilles tranchant avec les faisceaux rouges et serrés de la seconde couche du derme.

Cobaye C.

L'assise génératrice de l'épiderme est encore plus séparée de la partie supérieure du derme que dans le cas précédent. Mais, tandis que tout à l'heure l'espace du décollement se projetait en clair et libre de tout élément cellulaire, nous le voyons maintenant gorgé d'éléments sanguins : globules rouges et leucocytes polynucléaires. Les cellules de la couche germinative sont de plus en plus irrégulièrement distribuées et leurs noyaux très colorables forment à la base de l'épiderme de véritables paquets répartis sans aucun ordre (fig. 5 et 6). Dans les couches moyennes du corps muqueux de Malpighi, on rencontre beaucoup moins d'altérations nucléaires que nous n'en n'avons trouvé précédemment. Il semble qu'il y ait eu une sorte de régénération par une prolifération active de la couche germinative. D'autre part, on ne trouve plus trace de couche granuleuse et les éléments de la couche cornée semblent légèrement gonflés.

Les trousseaux fibreux du derme sont volumineux et entre eux cheminent de nombreux éléments migrateurs qui sont surtout abondants dans les couches superficielles, principalement immédiatement au-dessous de l'épiderme (fig. 5 et 6) où ils sont mélangés à des globules rouges issus des vaisseaux. La paroi de ces derniers présente en effet en certains endroits une dégénérescence cireuse qui explique leur friabilité et l'effraction des globules.

En résumé : avec l'excision immédiate, nous n'avons pu noter dans les conditions de nos expériences que des lésions a peine perceptibles de l'épiderme. Dans la biopsie pratiquée au bout de trois heures, nous avons constaté de la dégénérescence des couches moyennes de l'épiderme en même temps qu'un léger décollement de ce dernier et un début de réaction inflammatoire dans le derme. Au bout de vingt-quatre heures, on observe un début de régénération secondaire de l'épiderme avec réaction inflammatoire du derme. Le résultat est donc l'élimination d'une partie de l'épiderme et en cas d'action suffisamment intense du froid, apparition consécutive dans le derme de trousseaux fibreux cicatriciels.

CHAPITRE VI

RESULTATS THERAPEUTIQUES

L'acide carbonique solide a été essayé dans un grand nombre d'affections dermatologiques. Il peut en effet être utilisé à la place de la plupart des agents destructeurs : caustiques chimiques, cautère, curette, etc., lorsqu'on ne désire qu'une action relativement superficielle. On peut aussi avoir recours à la neige pour provoquer une réaction inflammatoire stimulante ou une irritation substitutive, par exemple dans le cas de placards d'eczéma chronique, de plaques de psoriasis invétéré. Considéré comme agent destructeur, l'acide carbonique solide a comme principal avantage de donner une cicatrice assez esthétique en général. L'application en est généralement indolore et la technique très simple. Les inconvénients résident dans la difficulté de bien localiser l'action et surtout l'impossibilité d'agir au-delà d'une certaine profondeur.

La neige d'acide carbonique semble être utile surtout dans le traitement des *nœvi* de toute nature et de certains *lupus érythémateux* du type fixe. Elle peut être employée aussi dans le lupus tuberculeux, les épithéliomas superficiels, les chéloïdes, les tatouages, les verrues, corps, callosités, le xanthome plan, etc.

I. — NŒVI

Pour classer les résultats obtenus dans le cas de nœvi, nous suivrons la division donnée par M. Darier (Précis de Dermatologie, 1909) et qui peut se résumer ainsi :

a) — Nœvi pigmentaires.
b) — Nœvi tubéreux : nœvi verruqueux mous.
   —   —   nœvi verruqueux pilaires.
   —   —   nœvi molluscum.
   —   —   nœvi verruqueux.
c) — Nœvi vasculaires : nœvi plans.
   —   —   nœvi tubéreux.
   —   —   nœvi stellaires.

Les taches pigmentaires disparaissent facilement et sans cicatrice lorsque le pigment est localisé dans l'épiderme seul et que l'action de la neige a été suffisamment ménagée de façon à ne provoquer qu'une simple exfoliation. Un résultat analogue peut être obtenu par les méthodes dites *écorchantes*; par exemple avec une solution concentrée de sublimé. L'emploi de l'acide carbonique ne présente pas par conséquent grand intérêt dans le cas d'éphélides; mais si les cellules pigmentaires infiltrent le derme et qu'on soit alors forcé de recourir à l'électrolyse, aux caustiques, etc., l'acide carbonique bien manié pourrait donner dans la plupart des cas une cicatrice meilleure au point de vue esthétique. Il est vrai que Knauer prétend obtenir des résultats aussi bons avec de l'*acide trichloracétique*.

a) **NŒVI PIGMENTAIRES**

Nous avons eu l'occasion de traiter trois cas de taches pigmentaires planes, dont voici les observations :

Observation 1 (malade du Dr JEANSELME).

Anne P..., 24, Van Swieten.
Tache pigmentaire de la dimension d'une pièce de cinquante centimes environ, située à la partie antérieure gauche du cou. Cette tache a complètement disparu après six applications de dix à vingt secondes de durée avec légère pression. La contre-pression était obtenue en faisant un pli de la peau avec le pouce et l'index de la main gauche. Le nombre de séances assez élevé a été nécessité par la persistance de quelques îlots pigmentaires, la plus grande partie du pigment ayant disparu à la première application. Ces applications ont toujours été

faites à un intervalle d'au moins quinze jours. Actuellement l'endroit traité se distingue par une coloration un peu plus pâle que la peau voisine. Cette cicatrice à peine visible est lisse et souple, non bigarrée ni gaufrée.

Observation 2 (malade du Dr JEANSELME).

Clémence B..., 1, Van Swieten.

Tache pigmentaire située à la partie postérieure du cou, de forme irrégulière, mesurant environ trois centimètres sur deux. Cinq applications de quinze, dix, cinq secondes de durée avec pression moyenne ont été pratiquées. La tache a entièrement disparu, mais le résultat est loin d'être esthétique. La patiente étant pourvue d'une syphilide pigmentaire du cou, la cicatrice qui est blanche, un peu gaufrée, est très visible. De légères applications ultérieures sont essayées pour tâcher d'obtenir une dégradation insensible des bords. L'insuccès tient probablement à l'emploi de trop fortes doses et à la pigmentation brune du cou.

Observation 3 (malade du Dr JEANSELME).

Thérèse M..., 34, Van Swieten.

Tache pigmentaire mesurant environ 2 centimètres sur 1 de largeur située sur la face antéro-externe de l'avant-bras droit. Trois applications de dix à cinq secondes de durée avec pression moyenne à 15 jours d'intervalle amènent la disparition presque complète de la tache. Il persiste un ilôt pigmentaire qui nécessite une nouvelle application. La cicatrice est à peine visible.

b) NŒVI TUBEREUX

La première observation publiée par Pusey a précisément rapport à un nœvus appartenant à cette catégorie et mérite d'être brièvement rapportée. Il s'agissait d'une véritable difformité, d'un nœvus pilaire occupant la moitié du front et la plus grande partie de la joue gauche. La peau était verruqueuse et très pigmentée. Pusey fit d'abord tomber les poils au moyen des rayons X, puis commença le traitement par la neige de CO_2 et parvint à remplacer la lésion par une peau lisse, souple, non déprimée, un peu plus blanche que la peau normale. Il persistait seulement quelques îlots pigmentaires en cours de traitement.

Nous avons traité trois cas de nœvi tubéreux pilaires avec des résultats divers.

Observation 4.

Léon L..., 20 ans.

Deux nœvi tubéreux pilaires de la grosseur d'une petite lentille situés à la partie inférieure de la région massétérienne droite. Quatre applications de durée respective : 20 secondes, 15 secondes, 10 secondes et 5 secondes à quinze jours, trois semaines d'intervalle, avec une pression moyenne ont amené la disparition complète du pigment et une légère diminution du relief. Les poils ont persisté. Les endroits traités tranchent par une couleur un peu plus blanche sur les parties voisines mais le résultat est en somme esthétique.

Observation 5.

Marguerite Q...d.

Nœvus pigmentaire tubéreux et pilaire situé sur la face antérieure de l'avant-bras droit de forme ovale et de la dimension d'une pièce de cinquante centimes environ. Deux applications de quinze secondes avec une pression moyenne amènent la disparition à peu près complète du nœvus. Mais la patiente étant revenue nous trouver au bout de trois mois, le pigment a commencé à réapparaître, ce qui prouve que les applications ont été insuffisantes. Le traitement est de nouveau appliqué et nous espérons cette fois ne plus avoir de récidive.

Observation 6 (malade du Dr JEANSELME).

Suzanne D..., 18 ans, 23 Van Swieten.

Nœvus tubéreux et pilaire mesurant trois centimètres sur deux, situé à droite de l'ombilic.

Une seule application de quinze secondes de durée avec forte pression est pratiquée. Production d'une escarre qui guérit au bout de trois semaines environ. A ce moment le pigment paraît avoir à peu près complètement disparu. La malade n'a pas été revue depuis.

Observation 7.

Antoinette M..., 7 ans.

Nœvus verruqueux corné de la partie antérieure du cou mesurant un centimètre sur 0 cm 5. Deux applications de cinq secondes avec moyenne pression. Disparition presque complète. La pigmentation brune est remplacée par une surface pâle assez visible sur le cou de la patiente qui est très brune.

c) NŒVI VASCULAIRES

Parmi les nœvi vasculaires, nous éliminons immédiatement les *nœvi stellaires* qu'il est beaucoup plus simple de détruire au moyen de l'électropuncture qui entraîne un minimum de cicatrice impossible à obtenir avec un crayon de neige d'acide carbonique qu'on ne peut pas tailler à des dimensions aussi réduites que celles d'une aiguille. Il reste donc les *nœvi tubéreux* et les *nœvi plans*. Dans la première classe, nombreux sont les cas de guérison publiés, un seul auteur Dibernardo conteste l'efficacité de la neige d'acide carbonique. Nobl et Springels rapportent 7 cas de guérison avec 2 récidives partielles seulement. Morton a traité 194 nœvi et n'a eu que 6 échecs; Zweig rapporte 3 guérisons, Whitehouse a eu également 3 succès avec l'air liquide; enfin, Sauerbrück rapporte 6 guérisons. La méthode semble donc réellement efficace dans le cas de nœvi saillants. Il n'en est plus de même pour les *nœvi plans*, les vulgaires taches de vin. La plupart des auteurs rapportent seulement des améliorations. Notre expérience pour le traitement de ces nœvi est totalement insuffisante, les quelques malades que nous avons traité n'ayant pu être suivis ou bien étant encore en cours de traitement. M. le Dr Mathias qui a employé la neige d'acide carbonique dans le service de M. Darier à Saint-Louis a bien voulu nous communiquer une observation de guérison de nœvi vasculaires saillants chez un adulte par trois applications de neige de 20 secondes de durée avec pression moyenne. Voici l'unique observation personnelle complète que nous ayons :

Observation 8 (fig. 7 et 8)

Jeanne S...y, 30 ans.

La patiente présente un grand nombre de nœvi vasculaires sur le visage, le cou et les seins. Certains de ces nœvi sont artériels, saillants; d'autres veineux, forment des taches bleues planes. La plupart de ces nœvi sont punctiformes. Un certain nombre ont déjà été traités par l'électrolyse et le galvanocautère qui ont donné des cicatrices blanches, déprimées, comme le montrent les fig. 7 et 8. La malade déclare qu'il se développe sans cesse de nouvelles petites tumeurs. Lorsque nous la voyons pour la première fois, le 24 décembre 1910, elle nous demande de faire disparaître un petit angiome artériel saillant de la dimension d'un petit pois environ, situé au-dessous de l'angle interne de l'œil droit, angiome apparu depuis trois mois environ et qui va en augmentant. Nous pratiquons une *seule application* de neige de quinze secondes de durée, sous forte pression. Vive réaction inflammatoire, œdème de la paupière inférieure, formation de croûtes. A la chute de la croûte, la petite tumeur a disparu. La malade revue six mois après l'application ne présente qu'une cicatrice à peine visible comme le montre la photographie 8. Un petit point bleu analogue aux autres nœvi que présente la patiente commence cependant à se développer au siège du nœvus artériel disparu.

Ce résultat s'explique facilement. Nos recherches histologiques ayant montré l'action du froid sur l'endothélium des capillaires, confirmant ainsi les travaux de Nobl et Springels et de Juliüsberg.

Pusey signale d'ailleurs des résultats analogues aux nôtres. Il a fait disparaître de petits angiomes de la grosseur d'une noisette situés sur la paupière inférieure et sur la lèvre supérieure d'un enfant de trois mois, au moyen d'applications de dix à vingt secondes de durée, répétées à trois semaines d'intervalle environ. Il réussit même à faire disparaître un nœvus plan en s'aidant de l'action des rayons X. Mais dans ce dernier cas, d'après lui, on obtient nécessairement une cicatrice déprimée.

A la question des nœvi vasculaires se rattache celle des *télangiectasies*, particulièrement celles qu'on observe après des applications de rayons X ou de radium. Nous avons eu deux cas à traiter. Le premier a été incomplètement suivi. Il s'agissait d'une femme atteinte d'un lupus tuberculeux ayant envahi le dos du nez et les deux joues, lupus traité par la radiothérapie qui avait provoqué le développement de toute une zone télangiectasique à la périphérie du lupus. Quelques applications de 5 à 10 secondes de durée avec pression moyenne, provoquent la formation de phlyctènes qui se dessèchent en donnant des croûtes sous lesquelles apparaît une peau blanche à peu près dépourvue de télangiectasies. Le résultat semblait assez favorable, lorsque la malade disparut. Notre autre malade avait été traitée par le radium.

Observation 9.

Louise M..., 54 ans.

La patiente présente sur tout le corps un grand nombre de verrues séborrhéiques pour lesquelles on a essayé plusieurs traitements. En

particulier, chez M. Brocq, à Saint-Louis, on lui a fait une application
unique de toiles radifères en deux endroits, un peu au-dessus de l'ombilic et au-dessous du sein gauche. Il semble au dire de la malade qu'il
y ait eu une réaction inflammatoire assez vive avec formation de
croûtes. Lorsque nous voyons la patiente, environ un an après le traitement, nous constatons aux endroits précités deux placards mal déli-
mités de peau blanche, atrophique, parcourus par de nombreuses
télangiectasies. Ces placards sont le siège de vives démangeaisons.
Nous pratiquons une application de neige de quinze secondes de
durée avec moyenne pression sur les points où les télangiectasies sont
particulièrement confluentes. Vive réaction inflammatoire, formation
de croutes recouvrant des plaies superficielles; ces plaies, à cause
de la mauvaise qualité de la peau ne guérirent complètement qu'au
bout de plusieurs semaines. La dose, employée ayant évidemment été
trop forte. Le but recherché a été atteint en partie, les télangiectasies
traitées ayant à peu près disparu mais l'action ayant été profonde, les
cicatrices sont très marquées, leurs bords présentent un léger relief et
le résultat esthétique est en somme peu satisfaisant.

II. — LUPUS ÉRYTHÉMATEUX

De nombreux travaux avec des résultats divers ont été publiés
au sujet du traitement du lupus erythémateux par la neige
d'acide carbonique. Pour Jackson et Hubbard, la réfrigération
est une bonne méthode de traitement dans le cas de placards
chroniques, indurés et les applications ne doivent pas dépasser
15 secondes. Dans les cas récents, il faut d'abord essayer les
autres procédés. MM. Pautrier et Gouin ont traité une trentaine
de cas, quelques-uns furent guéris après une moyenne de 8 à
12 applications, d'autres présentèrent des guérisons partielles;
tous paraissent avoir retiré un bénéfice certain de cette thérapeutique. Heidingsfeld, par contre, n'a vu aucune guérison
complète et ne rapporte que des améliorations. Zeisler, Gottheil
sont très enthousiastes au sujet de la méthode. Pusey n'a traité
aucun cas en poussée aiguë, mais seulement des placards chroniques et indurées déjà cicatriciels. Il cherche plutôt à obtenir
une réaction stimulante qu'une destruction des tissus malades.
Pour cela, il emploie des durées d'application de 5 à 15 secondes. L'amélioration serait la règle et l'on obtiendrait une cicatrice souple, blanche, du type de celles qui se produisent spon-

tanément dans l'évolution du lupus érythémateux abandonné
à lui-même. Pusey a d'ailleurs eu quelques échecs et des récidives partielles. Foerster a une technique particulière qui consiste à congeler vigoureusement les parties malades pendant
30 à 40 secondes. Pusey ne recommande pas cette méthode et
déclare avoir vu des cas où des congélations d'une minute a
une minute et demie de durée ont donné de mauvais résultats.
Nobl et Springels ont publié 9 cas de guérison. Ils recommandent également les faibles doses : 15 à 20 secondes. Zweig a
communiqué 9 cas et se montre satisfait du traitement, de
même que Sabouraud. Pour Pick, par contre, le traitement est
dangereux et peut *aggraver* les lésions.

Nous avons pu essayer la congélation par la neige dans huit
cas qui appartenaient presque tous au type fixe, discoïde, à
extension très lente.

Observation 10.

Azeline M..., salle Vidal, n° 7.

Malade âgée de 44 ans. Le lupus a débuté il y a environ 13 ans sur
le dos du nez. Soignée à cette époque à l'hôpital Broca dans le service de M. Brocq par les effluves de haute fréquence. Au bout de trois
mois, il y aurait eu guérison complète et la lésion fut remplacée par
une cicatrice blanche, atrophique. Récidive en juillet 1910. Se présente à Broca en décembre de la même année. On constate alors une
cicatrice blanche occupant tout le dos du nez et débordant un peu
vers les joues. Sur cette cicatrice il y a cinq taches lenticulaires
rouge-vif, peu desquamantes, légèrement infiltrées, à contours nets.
Application de la neige pendant vingt à vingt-cinq secondes avec
une pression moyenne. La malade présente une réaction très vive,
formation de grosses bulles, qui se dessèchent et donnent des croûtes.
Au moment de la chute des croûtes, l'épiderme sous-jacent qui s'est
reformé paraît presque normal. A ce moment, la malade ne revient
plus à la consultation malgré nos recommandations. Le 16 mai 1911
la malade revient nous voir en pleine récidive. Le dos du nez presque tout entier est le siège d'une vive rougeur disparaissant à la pression. Prurit assez marqué. Quelques points de lupus de la grosseur
d'un pois sont en outre disséminés sur les joues. Etat général médiocre. Amaigrissement. Bronchite localisée surtout à gauche.

Application de la neige de dix secondes sur tout le dos du nez avec
pression moyenne, réaction vive, formation de phlyctènes qui se des-

sèchent dès le deuxième jour et sont suivies de croûtes qui tombent au bout d'une dizaine de jours. On constate alors une grande amélioration. Il ne persiste plus qu'un peu de rougeur vers la racine du nez. De nouvelles applications seront faites si cette rougeur ne disparaît pas spontanément, la malade restant en observation.

Observation 11.

Pauline P..., 39 ans.

Début du lupus en octobre 1909 par un petit bouton rouge sur l'aile gauche du nez qui est allé en s'agrandissant. Traitement anodin par les pommades à l'oxyde de zinc, le régime lacto-végétarien qui n'a amené aucune amélioration. Etat général assez médiocre, amaigrissement depuis quelques mois, pas de signes nets cependant aux poumons.

La malade, vue pour la première fois le 6 février 1911, présente à ce moment sur l'aile gauche du nez un placard discoïde de dimension un peu inférieure à celle d'une pièce d'un franc, couvert de squames adhérentes, sur un fond rouge avec liseré érythémateux très marqué. Tendance à l'atrophie au centre. Trois applications de neige sont pratiquées à quinze jours d'intervalle avec des durées respectives de vingt et quinze secondes, la malade pratiquant la contre-pression avec le doigt introduit dans la narine. La réaction se borne à la production d'une phlyctène avec croûte consécutive. Après la chute des croûtes, on constate une grande amélioration. Tout le placard a pris un aspect cicatriciel atrophique, est devenu blanc et ne produit plus de squames. Toutefois il persiste un bourrelet erythémateux à la périphérie et nous aurions désiré faire encore quelques applications lorsque la malade ne revint plus se jugeant sans doute guérie malgré nos avertissements.

Observation 12 (malade du Dr JEANSELME).

Eléonore C..., 68 ans.

Cette malade présente deux larges placards lupiques symétriques sur les joues, mesurant environ quatre centimètres sur trois à gauche, un peu moins étendu à droite. Le nez est complètement respecté. Le début remonte à six mois environ. Traitée par la radiothérapie et la haute fréquence. L'état squameux des placards est très marqué, lames plâtreuses, épaisses, montrant de petits prolongements cornés s'enfonçant dans l'épiderme. Quelques télangiectasies et par endroits début de cicatrices atrophiques, blanches et lisses. Depuis le 13 décembre 1910, date à laquelle la malade a cessé tout autre traitement, nous avons fait six applications de dix secondes de durée avec pression moyenne, contre-pression par les doigts introduits dans la bouche pour la partie inférieure du placard. Il s'est toujours produit une réaction très vive avec gonflement marqué puis apparition d'une bulle et enfin formation de croûtes qui persistaient pendant environ quinze jours, trois semaines, ce qui nous a forcé à espacer beaucoup les applications. Le résultat a été nettement favorable, disparition graduelle de l'état hyperkératosique et formation d'une cicatrice blanche, lisse, atrophique, à laquelle on ne peut reprocher que son excessive blancheur qui tranche vivement sur la peau très brune de la patiente. Les capillaires télangiectasiques ont également disparu. La malade est encore en traitement pour quelques points non entièrement guéris.

Observation 13 (malade du Dr JEANSELME).

C..., 42 ans, cocher.

Lupus érythémateux de l'extrémité du nez, à forme d'herpès crétacé de Devergie, hyperkératose très adhérente. Quelques télangiectasies sur le dos du nez à gauche. Le début remonte environ à un an. Le malade est en traitement depuis le mois de mars 1910 (radiothérapie, haute fréquence). Il est traité exclusivement par la neige d'acide carbonique à partir du 18 janvier 1911. Nous commençons par des applications de quinze à dix secondes de durée avec pression moyenne. Puis, devant la résistance très grande de l'enduit hyperkératosique nous portons la durée à vingt et trente secondes. Actuellement il y a eu en tout six applications. Amélioration nette, il ne persiste plus que quelques îlots recouverts de squames adhérentes. Le reste de la lésion a fait place à une cicatrice très blanche et un peu atrophique. Les télangiectasies du dos du nez ont disparu après une application de dix secondes de durée. Le malade reste en observation.

Observation 14.

Jeanne M....., 25 ans, infirmière.

Cette malade présente un placard rouge, légèrement squameux, mesurant sept millimètres sur cinq, situé sur le côté droit du dos du nez, liseré érythémateux net, sensible à la palpation. Le début remonte à trois ans, le placard est allé en s'agrandissant peu à peu. Le 12 avril 1911, application de dix secondes de durée avec pression moyenne. Réaction marquée, gonflement, puis phlyctène et croûte. Au moment de la chute de la croûte le placard a pris l'aspect cicatriciel atrophique.

On sent, encore nettement la turgescence des bords du disque. On continue à suivre la malade, peu à peu la cicatrice se pigmente, mais il ne se produit plus de desquamation et la tache ne semble plus s'étendre. Tout traitement est donc suspendu.

Observation 15 (malade du Dr DARBOIS).

Céline B....., 26 ans, couturière.

Début remontant à un an; placard occupant l'extrémité du nez et mesurant environ deux centimètres sur deux centimètres cinq millimètres. Etat squameux très marqué, mais l'hyperkératose est peu profonde. Rougeur assez prononcée augmentant après les repas, au dire de la malade. Traitée depuis deux mois par la haute fréquence tous les deux jours, amélioration lente. Le 10 mars 1911, application de huit secondes de durée, avec pression moyenne : réaction assez vive, croûtes qui ne tombent qu'au bout de quinze jours. A ce moment, nouvelle application de cinq à six secondes sur un point qui ne paraît pas entièrement guéri. Le résultat définitif est très bon, l'extrémité du nez a repris un aspect normal, la cicatrice étant à peine visible.

Observation 16.

Armandine L....., 58 ans.

Lupus érythémateux ayant débuté il y a quatre mois. Actuellement disque de dimension un peu inférieure à celle d'une pièce de un franc reposant un peu au-dessus de l'extrémité du nez. Ce disque a un centre légèrement atrophique, le reste de sa surface étant rouge vif. Bourrelet érythémateux très net et faisant ressaut à la palpation. Etat squameux assez peu marqué. Application de huit secondes de durée avec pression moyenne, le 10 mai 1911. Chute des croûtes le 24 mai, date à laquelle on constate une grande amélioration; la rougeur ayant presque totalement disparu, mais le liseré erythémateux persiste. Nouvelle application de cinq secondes. La malade reste en traitement.

Observation 17.

P...y, 42 ans, femme de ménage.

Lupus érythémateux datant de sept ans et ayant envahi à cette époque tout le dos du nez. Il fut traité par la radiothérapie et la haute fréquence. Guérison complète avec formation d'une cicatrice blanche, atrophique. Récidive, il y a quatre mois environ. La malade se présente pour la première fois le 17 mai. Elle déclare que cette récidive a coïncidé avec une poussée de salpingite gauche. On constate sur la cicatrice qui occupe tout le dos du nez quatre points en activité ayant environ chacun les dimensions d'un gros pois. Ce sont des placards hyperkératosiques cerclés par une auréole rouge vif, siège d'un léger prurit. En arrachant ces croûtes on constate la ponctuation cornée caractéristique. Le 17 mai, première application de dix secondes de durée avec moyenne pression. La malade, revue le 31 mai, présente une grande amélioration, les squames ont disparu et il ne persiste plus que de la rougeur aux endroits malades. Nouvelle application de dix secondes. Le 7 juin, la guérison paraît en bonne voie, les croûtes résultant de cette deuxième application ne sont pas encore entièrement tombées. La malade reste en surveillance.

En résumé, de nos huit observations de lupus érythémateux, il ressort que le traitement présente une certaine efficacité lorsqu'on s'adresse aux formes auxquelles il convient. Il n'est peut-être pas supérieur à la haute fréquence, mais pour la clientèle hospitalière, il a l'avantage d'exiger moins de séances. Son action paraît être de hâter la formation de cicatrices blanches, atrophiques analogues à celles qui se forment spontanément lorsqu'on laisse la maladie évoluer. La durée des applications à employer est variable avec la forme à laquelle on a affaire et avec le degré d'hyperkératose de la lésion. Il faut mentionner que d'après Pick, le traitement peut être dangereux et activer le processus, au lieu de l'éteindre. Il est donc important d'employer une dose convenable, et de se rappeler que certains lupus disparaissent sans laisser presque aucune trace, et par suite n'exigent pas une thérapeutique entraînant la formation de cicatrices profondes. Or, l'action de la neige dans le lupus érythémateux semble résulter surtout d'une action destructive.

III. — LUPUS TUBERCULEUX

Pusey dit avoir traité beaucoup de tubercules isolés et de petits placards avec des résultats variables, mais qui ne paraissent pas supérieurs à ceux des autres méthodes. Le lupus tuberculeux est en effet beaucoup moins superficiel que le lupus érythémateux et il faut provoquer un effet destructeur intense, d'où des cicatrices très marquées. Schaleck déclare avoir eu un bon résultat en combinant la radiothérapie et une congélation de 30 secondes. Foerster traite également par la radiothérapie et la congélation vigoureuse des nodules. Morton a traité 7 cas. Il enlève les croûtes et fait des applications de 40 secondes de durée avec forte pression. Il obtient ainsi une nécrose des tissus qui ne se réparent qu'au bout de 2 à 3 semaines. Nobl et Springels citent trois bons résultats, ainsi que Zweig. Pour Pick, le traitement donne un résultat nul.

Il semble que l'action de la neige d'acide carbonique puisse être un peu comparée à celle de la photothérapie, à part l'action microbicide directe des rayons ultra-violets que le froid ne possède pas. En effet, d'après Jansen et Delbanco qui ont étudié les altérations histologiques dues à la photothérapie, on constate une nécrose qui atteint presque exclusivement les éléments cellulaires : épithélium et cellules pathologiques, tandis que les fibres élastiques et le collagène opposent une grande résistance à l'action de la lumière. Or, d'après les travaux histologiques que nous avons rapportés et d'après nos quelques expériences sur les cobayes, l'action du froid aux doses thérapeutiques semble à peu près analogue. D'ailleurs tous les auteurs qui ont l'expérience de la photothérapie sont frappés de la ressemblance clinique des réactions après une séance de photothérapie et après une application de neige d'acide carbonique.

Nous avons fait quelques tentatives sur plusieurs lupus, mais dans la plupart des cas les malades subissaient en même temps un traitement radiothérapique, de sorte qu'il nous est difficile de faire la part exacte revenant à chaque mode de traitement. Néanmoins, sur une malade porteuse d'un lupus ayant envahi toute la face nous avons réservé un placard situé en avant de l'oreille droite sur lequel nous n'avons fait que des applications de neige pendant trois mois. Les séances étaient espacées au moins de trois semaines et la durée de chacune n'excédait pas 10 à 15 secondes, avec forte pression. La malade ayant subi des traitements radiothérapiques antérieurs, la peau était d'une très grande sensibilité et réagissait très vivement, de sorte que pour éviter des plaies très longues à guérir, comme dans notre observation 9, nous nous sommes soigneusement abstenus de trop fortes doses. Il s'est produit une amélioration nette, mais néanmoins il persiste toujours quelques nodules lupiques dans la cicatrice d'ailleurs très belle, qui s'est formée. Par contre, nous avons totalement échoué dans nos tentatives pour faire disparaître un nodule isolé dans un cas de lupus chez une fillette de 7 ans. Quatre applications de 10 secondes de durée n'ont amené aucun résultat et nous n'avons pas persisté de peur de provoquer une cicatrice plus apparente que celle qu'il était possible d'obtenir par d'autres méthodes. Dans les quelques cas où le traitement par la neige était combiné avec le traitement radiothérapique, il nous a paru que l'amélioration était plus rapide. Nous avions recours a de faibles doses de 10 à 15 secondes avec faible pression qui provoquaient plutôt une hyperhémie locale qu'une action destructive profonde. Quelques bons résultats ont aussi été publiés dans le traitement de la *tuberculose verruqueuse* par la neige. Sabouraud recommande de l'essayer dans le cas de *tuberculides*.

IV. — EPITHELIOMAS CUTANÉS

Les procédés de traitement des épithéliomas cutanés sont innombrables et comme le dit le PROFESSEUR GAUCHER, tous peuvent guérir un épithélioma lorsqu'on sait les appliquer aux cas auxquels ils conviennent. Il peut donc sembler superflu d'essayer encore un nouveau procédé. Nous avons cependant été tentés par la facilité, l'indolence et la commodité de la méthode. D'ailleurs, de nombreux auteurs ont rapporté des cas de guérison, ce qui ne pouvait que nous encourager. Ainsi Nobl et Springels citent cinq malades qui étaient atteints en diverses régions de la nuque et du dos d'épithéliomas à marche envahissante, de la dimension d'une pièce de un franc à celle du poing, qui, après deux à quatre séances, d'une durée d'une demi à une minute, sous forte pression, montrent une cicatrice plane, délicate, au point où siégeait le néoplasme. Certains de ces malades, traités depuis un an et un an et demi sont encore sans récidive. Pusey cependant recommande de ne s'attaquer qu'aux lésions, très petites et très superficielles. Pick recommande aussi la méthode dans ces cas-là. Rappelons cependant que Gottheil aurait traité avec succès un cancer de la lèvre au début.

Nous avons traité un vieillard porteur de plusieurs ulcérations épithéliomateuses très superficielles et dont les dimensions ne dépassaient pas celles de la tête d'un clou de tapissier, par plusieurs applications de 30 secondes de durée sous forte pression; nous avons obtenu la disparition des lésions et leur remplacement par des taches blanches cicatricielles souples et lisses. Les résultats sont peut-être un peu inférieurs au point de vue esthétique à ceux qu'aurait donné la radiothérapie, mais, du moins nous n'avons pas à redouter des télangiectasies ultérieures.

Aux épithéliomas cutanés on peut rattacher les *verrues séborrhéiques* et les *crasses séniles*. Pusey recommande beaucoup la méthode pour les kératoses séniles et dit avoir toujours obtenu de bons résultats. Pour notre compte personnel nous avons facilement fait disparaître plusieurs placards de kératose sénile par des applications de 10 secondes de durée avec moyenne pression. Pusey recommande aussi la méthode dans le cas de kératomes dus à l'action des rayons X chez les radiologistes. Nous n'avons pas d'expérience personnelle à ce sujet.

V. — CHÉLOÏDES

Schaleck a rapporté un cas de guérison d'une chéloïde du nez. Hoffmann, Jackson et Hubbard n'ont eu que des améliorations. Pusey préfère l'emploi des rayons X. Nous avons essayé la méthode dans deux cas; mais nous éliminons le premier; il s'agissait de chéloïdes sur ganglions tuberculeux traités par la radiothérapie de sorte que nous ne pouvons faire la part exacte de ce qui revient en propre au traitement par le froid. Le cas suivant a été traité uniquement par la neige.

Observation 18.

Guillaume H..., 27 ans.

Il y a 7 mois, chute de bicyclette, d'où plaies au front ayant suppuré. Depuis trois mois environ, apparition de chéloïdes sur les cicatrices. Ces chéloïdes forment trois petits mamelons irréguliers de la dimension chacun d'un gros pois, situées sur la moitié droite du front, de consistance plutôt un peu molle reposant sur un territoire cicatriciel. Deux applications de neige de 20 secondes de durée avec forte pression à un mois d'intervalle. Bon résultat, les chéloïdes se sont complètement affaissées et ont presque entièrement disparu. Il n'y a pas de récidive actuellement, mais la dernière application ne remonte pas à plus de deux mois.

VI. — AUTRES AFFECTIONS

Zeisler, Sutton, Jackson et Hubbard recommandent l'acide carbonique solide dans le traitement des *verrues;* mais Foerster, après essai, préfère la curette et les caustiques. Winsfield trouve la méthode de valeur indifférente. Quoiqu'il en soit, nous avons traité plusieurs verrues par la neige et nous avons toujours réussi à les faire disparaître sans cicatrice, après de fortes applications de 30 à 40 secondes de durée. La partie supérieure de la verrue ne tarde pas à se mortifier et une deuxième application détermine la chute totale.

Pusey recommande des applications de 20 à 30 secondes dans le cas de *verrues planes* juvéniles. Il n'y aurait pas de cicatrice.

Sutton a eu de bons résultats dans le traitement des *cors.* Il fait des applications de 30 à 60 secondes de durée sous forte pression, il laisse dégeler; puis fait immédiatement une nouvelle application moins longue.

Sutton a aussi eu un excellent résultat dans un cas de *xanthome plan.*

Enfin, la neige a également été employée pour faire disparaître les *tatouages*, mais les résultats publiés sont contradictoires et nous n'avons pas d'expérience personnelle suffisante à ce sujet. Nous avons obtenu des résultats médiocres dans quelques essais de traitement de *végétations ano-vulvaires*. Nous n'avons traité aucun cas d'eczéma chronique, psoriasis, etc...

CONCLUSIONS

1° L'application de la neige d'acide carbonique sur les téguments est suivie de phénomènes réactionnels immédiats dont l'aspect clinique est celui des brûlures. Mais les cicatrices obtenues sont en général plus esthétiques que celles résultant des brûlures.

2° Dans les conditions particulières de nos recherches histologiques sur la peau de la plante des pieds de cobayes (durées respectives de congélation : 5, 15 et 30 secondes), nous avons constaté :

a) Lorsqu'on pratique l'excision immédiate des parties congelées, on ne trouve que des lésions à peine perceptibles de l'épiderme.

b) Sur les pièces prélevées au bout de trois heures, l'épiderme commence à se détacher du derme et ses couches moyennes sont en dégénérescence (biopsies de 15 et 30 secondes).

c) Au bout de 24 heures, les phénomènes se sont encore accentués : détachement plus complet de l'épiderme du derme, l'espace ainsi formé étant rempli d'éléments sanguins, signes de régénérescence secondaire de l'épiderme et réaction inflammatoire du derme. Lésions de la paroi des capillaires sanguins lorsque la congélation a été suffisante. Ces lésions expliquent la présence d'éléments sanguins hors des vaisseaux.

3° Les applications de neige d'acide carbonique nous ont donné quelques bons résultats dans la cure de divers *nœvi*. La cicatrice obtenue étant le plus souvent souple, lisse, plane, non déprimée. Parfois, cependant, sa coloration est trop blanche et par suite, peu esthétique.

Notre expérience au sujet des nœvi vasculaires est insuffisante, nous n'avons pu suivre entièrement qu'un seul cas.

4° La neige d'acide carbonique peut faire disparaître certaines *télangiectasies* dues aux rayons X ou au radium, lorsqu'elles sont suffisamment superficielles.

5° Les applications de neige nous ont donné des résultats assez favorables dans le traitement du *lupus érythémateux*, surtout lorsqu'il s'agissait de placards à extension lente ou mieux de la forme chronique fixe. Quelques applications de dix secondes de durée sous pression moyenne, à des intervalles allant de quinze jours à trois semaines, ont amené la formation de cicatrices blanches, atrophiques, du type de celles qui se produisent spontanément lorsqu'on laisse la maladie évoluer toute seule. — Nous avons observé une récidive, mais pas d'aggravations comme certains auteurs.

6° Dans le *lupus tuberculeux*, la neige d'acide carbonique ne semble pas devoir donner des résultats supérieurs, ni même égaux à ceux des méthodes actuelles.

7° On peut faire disparaître certaines *chéloïdes*, ainsi que des *verrues, crasses séniles, épithéliomas superficiels* par des applications convenablement dosées de neige.

8° On ne peut donner aucune indication sur la durée des applications et la pression à employer, ces facteurs devant varier avec chaque malade et chaque sorte de lésion.

BIBLIOGRAPHIE RELATIVE AU CO_2

1900

Saalfeld : Kurze therapeutische Mitteilung (*Dermatologisches Zeitschrift*, p. 997, B. L., 7, 6, 1903).

1903

Neisser : VIII Kongress d. deutsch. dermatol. Gesellsch. Sarajewo (21-23 sept.) (*In Deutsche Med. Wochenschr.* n° 45, p. 356, 5 nov. 1903).

1905

Juliusberg : Gefrierbehandlung bei Hautkrankheiten (*Berliner Klinische Wochenschrift*, p. 260, n° 10, 6 mars).

Pusey (W.-A.) : *Trans. Americ. Dermat. Ass.* Décembre.

1907

Pusey (W.-A.) : The use of carbon dioxid snow in the treatment of nevi and other lesions of the skin (*Journal of the American Medical Associat.*, p. 1.354, n° 16, 19 oct. 1907).
Principles and practice of Dermatology, pp. 740 et 853.
Transactions of the cutaneous section of Am. med. assoc., p. 133

1908

Bowen (J.-T.) and Towle (H.-P.): Freezing by CO_2 and ethyl chlorid in the treatment of skin diseases (*Boston medical and surgical Journal*, p. 868, n° 23, 4 juin).

DITTRICH : Comparaison CO² et méthode Hollaender (*Journal of cutaneous diseases*, p. 225).

⁝⁝ ⁝⁝⁝⁝⁝⁝LD : Liquid CO² in the treatment of port-wine stains, hairy moles, -marks, etc. (*The Cincinnati Lancel-Clinic*, p.191, n° 8, 22 fév.) ɔ *Stade Medical Journal*, 15 août).

HOFFMANN ET HALLE : Demonstration der Behandlung eines nœvus vasculosus mit Kohlensaeureschnee Erfrierung (Verhandlung der deutschen Dermatologischen Gesellschaft, Zehner Congress-Frankfurt a/Main, p. 383, 8-10 juin.)

HUBBARD (S.-D.) : Method of making snow from liquid carbonic dioxid for dermatological and surgical use (*Journal of cutaneous diseases*, p. 134, mars).

HUBBARD (S.-D.) : An apparatus for the rapid and economic making of CO² snow (*Journal of cut. Diseases*, p. 239, mai).

HUBBARD (S.-D.) : Nœvus pilosus treated with CO² snow (*Journal of cut. Diseases*, p. 320, juillet).

ITO : Ueber die Kohlensaeureschnee Behandlung von nœvus pigmentosus. Dermato-urologische Gesellschaft zu Tokio, 5 dec.

KINSCH (C.-A.) : CO² its value as an escharotic (*American Journal of Dermatology*, p. 509, déc., n° 12).

LAWRENCE : Radium, liquid air and CO² snow in the treatment of skin diseases. Transactions of the 8th session of the Australasian medical congress., p. 189. Tome III, oct. 1908.

PUSEY (W.-A.) : Kohlensaeureschnee zur Behandlung von Hautkrankheiten (*Berliner Klinische Wochenschrift*, pp. 1146-49, n° 24, 15 juin).

ROSE : Therapeutische Verwendung der Kohlensaeure (*Deutsche med. Presse*, pp. 34-36).

STRAUSS : Die Behandlung des Nœvi mit Kohlensaeure. (*Deutsche Medizinische Wochenschrift*, nᵒˢ 53-31. Dezemb.).

WHITE (C.-J.) : Modern Dermatological Pathology. Congelation (*Journal of cut., dis.*, p. 505).

ZEISLER (J.) : Ueber die therapeutische Verwendung von fluessiger Luft une fluessiger Kohlensaeure (*Dermatologisches Zeitschrift*, pp. 409-416).

1909

BOGGS : (*Saint-Louis med. Review*, déc. 1909).

DIBERNARDO : Sulla pretesa efficacia della cura degli angiomi con l'acido carbonico congelato (*Gazetti degli ospedali e delle cliniche*, n° 63).

Gottheil (W.) : An anoesthesic cauterant : solid carbon dioxid snow (*International Journal of surgery*, p. n° 1, janvier.
Rodent ulcer of the lip : results of carbon dioxid treatment (*Journal of cutaneous diseases*, p. 127, mars).
Solid carbon dioxid snow in Lupus erythematosus (*The New-York medical Journal*, p 12, 3 juillet).

Heidingsfeld (*Ohio State Medical Journal*, 15 nov.).

Heidingsfeld and Ihle (*The Cincinnati Lancet-Clinic*, 30 janvier 1909).

Ito : Ueber die Kohlensaeureschnee Behandlung von nœvus pigmentosus (*Japanische Zeitschrift fuer Dermatologie et Urologie*, pp. 7 et 9, 6 fév.).

Jackson et Hubbard (S.-D.) : Freezing as a therapeutical measure : liquid air and carbonic acid snow (*Medical Record*, n° 16, p. 633).

Kinch (C.-A.) : Kohlensaeureschnce als Actzmittel (*Muenchener Medizinische Wochenschrift*, n° 12).

Mac-Leod (J.-M.-H.) (*British Journal of Dermatology*, p. 294, sept.).
(*British Medical Journal*, 11 juin).

Morton (E.-R.) : The treatment of nœvi and other cutaneous lesions by refrigeration (*Lancet*, 4 déc., p. 1.658).
Discussion pp. 774, 1.854, 1.937.

Pusey (W.-A.) (*Chicago Medical Recorder*, 15 nov.).
(*The Journal of Amer. Mad. Associat.*, 7 août, p. 459).

Roth (A.) et Karacsony : Budapest-Die Kohlensaeureschneebehandlung von Hautkrankheiten (*Dermatolog. Beilage zur*, n° 28 des Bp. Orvosi-Ujsag).

Sauerbruck : Die Behandlung der Angiome mit gefrorener Kohlensaeure (*Zentralblatt fuer Chirurgie*, n° 1, 2 janvier).

Saweljew : Traitement de certaines affections cutanées par le CO^2 neigeux. (*Société de Dermatologie et Vénéréologie de Moscou*, 15-28 oct.

Schaleck (*Diet. and Hyg. Gazette*, novembre).

Sutton : The use of carbon dioxid snow in Dermatology, p. 14 (*Dublin Journ. Med. Scienc.*, 1er juillet, tome 128).

Sutton : The treatment of verrucœ plantares (*J. of cut. Dis* p. 155).

Stout : Nœvus pigmentosus treated with carbon dioxid (*J. of. cut. Dis.*, p. 226, juin).

Zeisler (J.) : Observations on the use of liquid carbonic dioxid (*J. of. cut. Dis.* p. 32, janvier).

Zweig : De Behandlung der umschriebenen Hauterkrankungen mit Kohlensaeureschnee (*Muenchener Mediz. Wochenschrift*, n° 32, p. 1.642, 10 août).

1910

ALLWORTHY (S.-W.) : Carbon dioxid snow (*British medical Journal*, 19 nov.).

DITTRICH : Lupus erythematosus treated with CO^2 snow (*J. of. cut. Dis.*, p. 141, mars).
An ideal method of treatment of lupus Erythematosus (*American Journal of Dermatology and genito-urin Diseases*, août).

FABRY : Behandlung der gewoehnlichen harten Warzen des Klavus und Tyloma mit Kohlensaeureschnee (*Muenchener Medizinische Wochenschrift*, n° 13, 29 mars).

GOLD (*New-York Medical Journal*, p. 1.276, 24 déc.).

JANEWAY : Epithelioma developping in a case of Lupus erythematosus treated with CO^2 snow (*J. of Cut. Dis.*, p. 140, mars).

LICHTMANN : Fluessige Luft und Kohlensaeureschnee zur Behandlung von Hautkrankeiten (*Russki Wratsch*, n° 30, S. 1.009.

MACLEOD (J.-M.-H.) : On the therapeutic value of CO^2 snow in the treatment of vascular nœvi, moles, etc. (*British medical Journal*), p. 254, 29 janvier).

MORTON (E.-R.) : Some results obtained from the local application of solid CO^2 (*British medical Journal*, p. 257, 29 janvier).
The use of solid carbon dioxid (*Lancet*, 7 mai, p. 1.268).

NOBL ET SPRINGELS : Ueber die dermato-therapeutischen Anzeigen der Kohlensaeureschneebehandlung (*Zeitschr. fuer physik et diaet. Therapie*, Okt. et Nov. 7 et 8 Heft 1910).

NOBL : *Wiener Medizinische Wochenschrift*, n° 48, 26 nov.

PERNETT : Carbon dioxid snow in dermatology (*British Medical Journal*), p. 351.

PICK : Roentgen-Rays, radium and carbon dioxid in the treatment of skin diseases (*Medizinische Klinik*, 10 avril, n° 15).

PUSEY : The therapeutic use of refrigeration particulary with solid carbon dioxid (*Journ. of cut. diseases*, p. 353 à 376, Juillet).

SINCLAIR TOUSEY : Blotting paper mold for obtaining crayons of carbonic acid ice (*Journ. of amer. Med. Assoc.*, p. 1.519).
(*Medical record*, p. 855, 14 mai).

STELWAGON : Kohlensaeureschnee bei Hautkrankheiten (*Therapeutic Gazette*, Août).

1911

BULKLEY : L. eryth of very long standing treated successfully with solid CO^2 (*Journ. of Cut. Diseases*, n° 1, p. 26).

Fruend (H.) : Żur Technik der Kohlensacureschneebehandlung bei Hautkrankheiten (*Muenchener Mediz. Wochenschrift*, p. 27, n° 1, 3 janvier).

Knauer (G.) (*Muenchener Mediz. Wochen*, n° 10, pp. 512-513, 7 mars).

Nobl (*Allgem. Wiener Medizin*, Zeitung, p. 29, 17 janvier).

Pautrier et Gouin (*Bulletin Médical*, 14 janvier).

Sabouraud : Médications antiparasitaires externes in Medications générales : Bibliothèque Gilbert et Carnot, pp. 82 et 83. J.-B. Baillière, Paris, 1911.

Strauss (A.) : Die Technik der Kohlensaeureschneebehandlung bei Hautkrankheiten (*Muenchener Mediz. Wochenschrift*, p. 27, n° 1, 3 janvier).

<hr>

BIBLIOGRAPHIE RELATIVE AUX AUTRES

PROCEDES DE REFRIGERATION ET DE CONGELATION

Kaposi : Traité des maladies de la peau, 2e édit. Tome II, p. 250. Paris, G. Masson, 1881 (traduction Besnier et Doyon).

Gerhardt : Lupus Behandlung durch Kaelte (*Deutsche medizinische Wochenschrift*, p. 699-1.885).

Hanssen : Internat. und central Blatt fuer Laryng und Rhin. Déc. 1889, *analysé in British Journal of Dermatolog.*, p. 63. Tome II, 1889.

White (A.-C.) : Liquid air, its applications in medicine and surgery (*Medical record*, p. 109, 22 juillet 1899).

Dethlefsen : *Hospitalstidende*, p. 1, janvier 1900.

Ullmann : Ueber einen Fall von Angiomatosis. Festschrift fuer Kaposi. S. 564, 1900.

Arning (E.) : Die Behandlung des Lupus vulgaris mit chloraethylerfrierung. Verhand. d. Gesells. deutsch. Naturf. et Aerzte, 1901, Leipzig, 1902.

Dethlefsen : *Hospitalstidende*, p. 60, janvier 1901 (traduit par Bramson in Archives de Médec. et chirurg. spéciales, p. 391-393, n° 5, mai 1901.

Saalfeld : Ueber die Behandlung von Hautkrankheiten mit Kaelte (*Therap. Monashefte*, p. 356, juillet 1901).

White (A.-C.) : Liquid air (*The Journ. of Americ Med. Assoc.*, p. 426, 1901).

Brandweiner : Die Behandlung des venerischen Geschwures mit Kaelte Wiener Klinische Wochenschrift, p. 439, oct. 1902).

Mac Fayden : Proces. Roy. med. and surg. soc., p. 76, oct. 1902.

ARNING : VIII Kongress der deutschen dermatolog. Gesellsch. Sarajevo, 21-23 sept. 1903, analysé in *Deutsch-mediz Wochns*, du 5 nov. 1903.

HANSSEN : *Hospitalstidende*, n° 33, p. 877-893, 1903.

HAUSER : *Deutsche medizinische Wochenschrift*, n° 40, 1903.

NEISSER : Verhandl. d. deuts. Dermatol. Gesellschaft., p. 76, 1903.

NORDENTOFT : *Hospitalstidende*, pp. 459-461, 1903.

SORENSEN : *Hospitalstidende*, n° 24, pp. 640-649, 1903.

WOLFF : Verhandl. d. deuts. dermatolog. Gesellsch, p. 75, 1903.

WHITE : *Gaillard's med. Journal*, New-York, 1903 .

HARTZELL : *Journal or the Americ. med. Assoc.*, p. 2.016, 31 déc. 1904.

WHITE : *Med. record*, 16 janvier 1904.

BECKETT : *Australas med. Gazette*, p. 313, Sydney, 1905.

MRACEK : Atlas maladies de la peau, édition française par Hudelo, pp. 317-318, Baillière, Paris, 1905.

TRACY : *Medic. Brief*. St-Louis, pp. 128-131, 1905.

TRIMBLE : *Medical Record*, p. 58, 8 juillet 1905.

TRIMBLE ET DADE : Transact. Amer Dermatol. Assoc., 1905.

SCHEIN : *Wiener Klinische Wochenschrift*, 2 février 1905.

WHITEHOUSE : *Journ. of cutaneous diseases*, p. 175, avril 1906.

BOWEN (J.-T.) and TOWLE (H.-P.) : *Boston medical and surgic. Journ.*, oct. 1907.

BROCQ : Traité élémentaire de Dermatologie, 3e édition. O. Doin, Paris, 1907. Tome I, p. 601 et p. 254.

DADE : Transas. VI Interna. Dermat. Congr., p. 672, 1907.

GOLD : Liquid air in Dermatology, (*Yale Medical Journal*, mars 1907).

TRIMBLE : *Journ. of cutan. diseases*, p. 409, 1907.

WHITEHOUSE : Liquid air in Dermatology, its indications and limitations (*Journ. of the Americ Med. Ass.*, n° 5, p. 371, août 1907).

GAYLORD (H.-R.) : *Journ. of. Infect. diseases*, pp. 443-448, Chicago, 1908.

ULLMANN : Phsyikalische Therapie der Hautkrankheiten, p. 35, Stuttgart, 1908.

BUEDINGER : *Muenchener Mediz Woche*, 14 sept. 1909.

CROCKER (R.) : *British Journ. of Dermatolog.*, p. 293, sept. 1909.

BIBLIOGRAPHIE RELATIVE AUX TRAVAUX HISTOLOGIQUES
ET BACTERIOLOGIQUES

COHNHEIM : Neue Untersuchungen ueber Entzuendung, Berlin, 1873.

FUERST (E.) : Ueber die Veraenderung des Epithels durch leichte Waerme beim menschen und Saeugetier (*Zieglers Beitraege*, Bd, 27, 1908).

GAYLOR (H.-R.) : The resistance of embryonic epithelium transplantable mouse cancer and certain organisme to freezing with liquid air (*J. infec. Dis*, p. 443-448, Chicago, 1908).

HOCHHAUS : Gewebsveraenderungen nach lokaler Kaelteeinwirkung (*Virchows Archiv.*, n° 154, p. 320, 1898).

JULIUSBERG (M.) : Gefrierbehandlung bei Hautkrankheiten (*Berliner Klin. Wochens*, p. 260, n° 10, 6 mars 1905).

KRIEGE : Ueber hyaline Veraenderungen der Haut durch Erfrierung (*Virchows Archiv.*, p. 64, Bd. 116, 1889).

MAC FAYDEM: Effects of low temperature upon organic life (*Harper's mag.*, CVI 609-613. New-York, 1903).
Lancet, p. 849-1.130, 1900.
Procedings of the Royal Society, oct. 1902.

MEYER (C.) : *Centralblatt fuer Bakteriologie*, Bd 18, 1900.

MOLISCH : Untersuchungen ueber das Gefrieren der Pflanzen, Iena, 1897.

NOBL ET SPRINGELS : Ueber die dermato-therapeutischen Anzeigen der Kohlensaeureschneebehandlung (*Zeitschrift fuer physik. et diaet. therap.*, 7 et 8 Heft, oct. nov. 1910).

RECKLINGHAUSEN : Handbuch der Pathologie des Kreislaufs und der Ernaehrung. S. 384.

RISCHPLER : Ueber histologische Veraenderungen nach der Erfrierung (*Zieglers Beitraege*, 1900, XXVIII).

SAMUEL: Erstarrung et Entzuendung (*Virchows Archiv.*, n° 13, p. 552, 1868. Ueber eine Art von Immunitaet nach ueberstandener Krontonentzuendung (*Virchows Arch.*, 1892, Bd 127).

STEIN : Experimentalle und histologische Untersuchungen ueber Hautgewöhnung (*Archiv. fuer. dermatol. et syphilis*, Bd. 97, 1909).

STIASSNY : Ueber die Veraenderung der Zellen des Epitheliumes granulierender Wanden unter dem Einfluss von Kaeltetraumen (*Zeitschrift fuer Heilkunde*, Bd 12, 1893).

VOLKMANN : Ueber die Regeneration der quergestreiften Muskelgewebes (*Zieglers Beitraege*, Bd 12).

Werner: Expérimentelle Epithelstudien (*Bruhns Beitraege*, Zur klin Chir.,
    Bd 34, 1902).
    Zur lokaler Sensibilisierung und immunisierung der Gewbe gegen
    Radium (*Deutsche Medizin Wochenschr*, n° 27, 28, 1905).

Wolf et Meyer : Die Einwirkung fluessiger Luft auf die infircite vaginal et
    uterusschleim haut bei Hunden (*Archiv. faer Gynaek*, p. 289, tome 65,
    1902).

Auxerre. — Imprimerie Auxerroise (J. Pigelet, directeur)

PLANCHE I

(MICROPHOTOGRAPHIES)

Peau de la plante des pattes

des cobayes A, B, C.

———

Fig. 1. — Peau de la patte normale du cobaye A (faible grossissement).

Fig. 2. — Peau de la patte congelée pendant 30 secondes du même cobaye. Excision immédiate.

Fig. 3. — Peau d'une patte du cobaye B, après 15 secondes de congélation. Excision au bout de trois heures.

Fig. 4. — Peau de la patte du cobaye B, après 30 secondes de congélation. Excision au bout de trois heures.

Fig. 5. — Peau de la patte du cobaye C, ayant subi une congélation de 15 secondes. Excision au bout de 24 heures.

Fig. 6. — Peau de la patte du cobaye C, ayant subi une congélation de 30 secondes. Excision au bout de 24 heures.

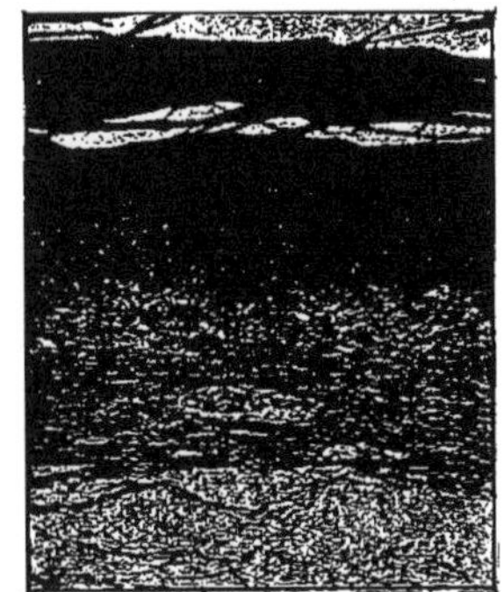

Fig. 1

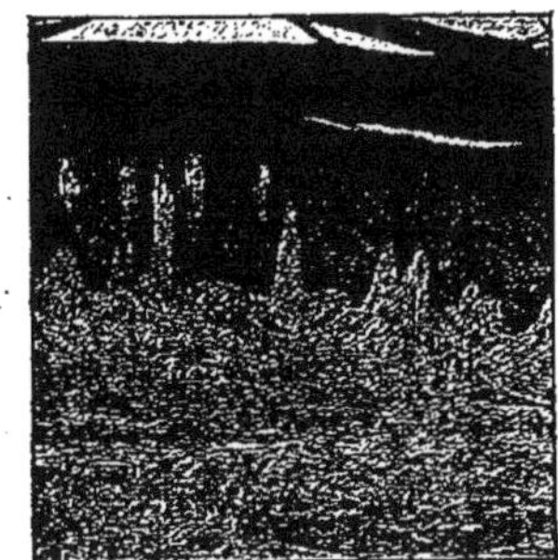

Fig. 2

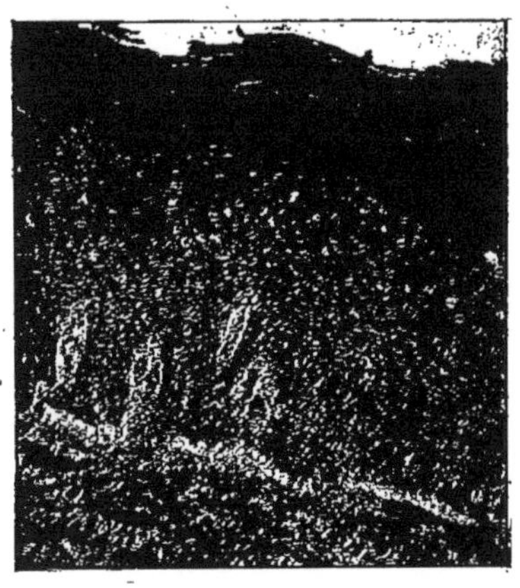

Fig. 3

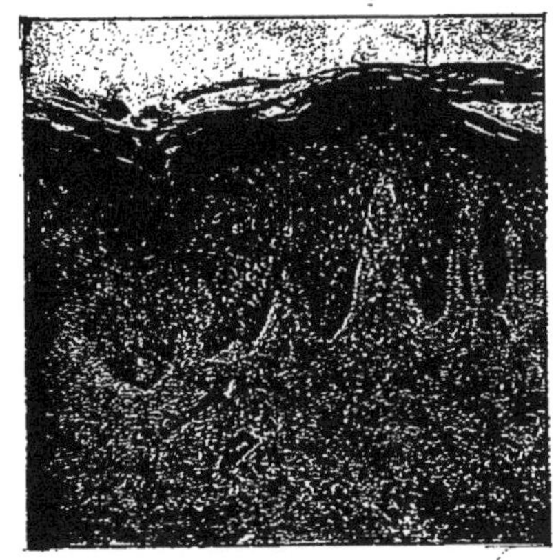

Fig. 4

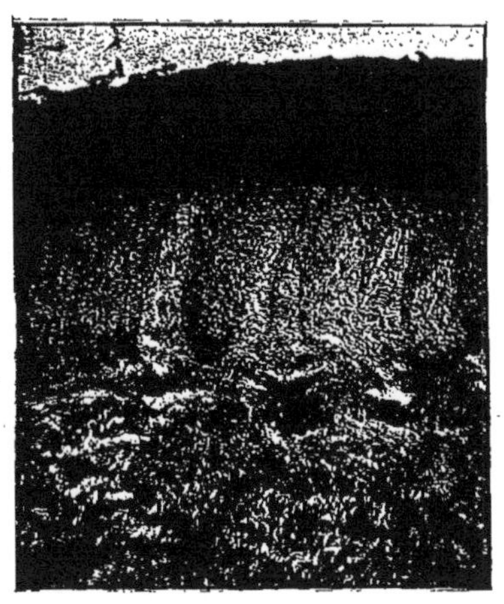

Fig. 5

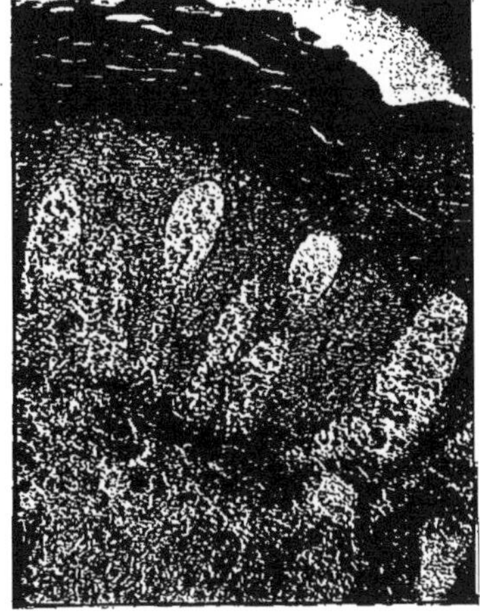

Fig. 6

PLANCHE II

Observation VIII

Fig. 7. — Nœvus artériel saillant, de la dimension d'un petit pois, siégeant un peu au-dessous de l'angle interne de l'œil droit.

Fig. 8. — La même malade, six mois après une application de neige de quinze secondes de durée sous forte pression.

Les cicatrices situées à gauche, résultent du traitement d'autres angiomes par l'électrolyse.

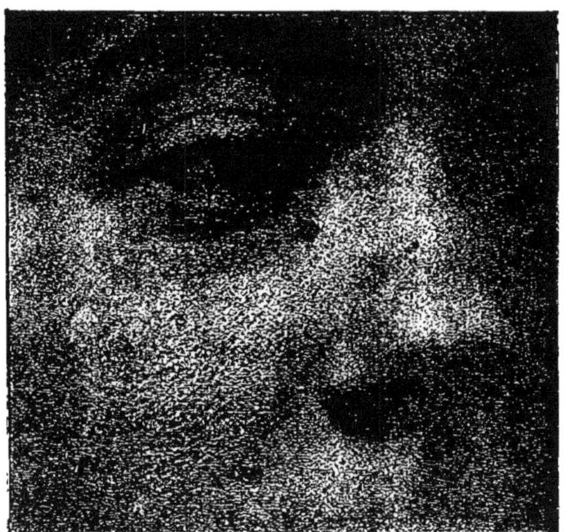

Fig. 7

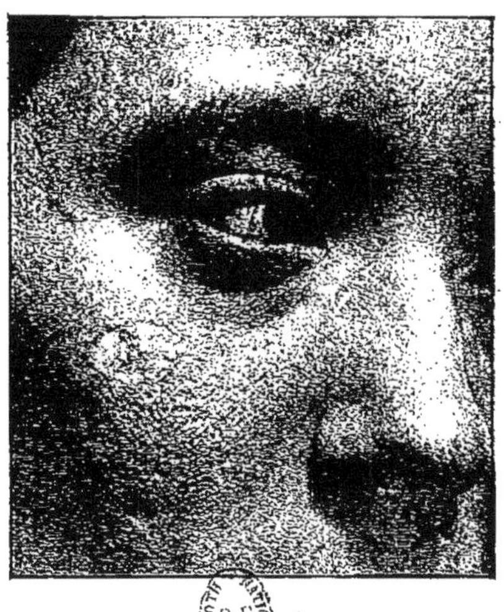

Fig. 8

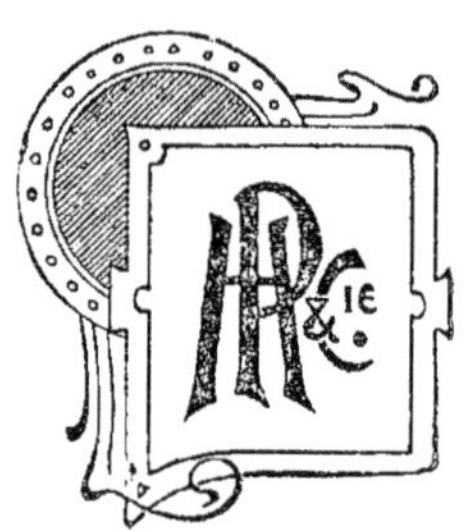